Seydou Amadou Traore

Pathologie Testiculaire service Urologie CHU Gabriel Toure

Seydou Amadou Traore

Pathologie Testiculaire service Urologie CHU Gabriel Toure

Pathologie testiculaire service d'urologie Faculté de médecine, de pharmacie et odontostomatologie(FMPOS)

Presses Académiques Francophones

Impressum / Mentions légales
Bibliografische Information der Deutschen Nationalbibliothek: Die Deutsche Nationalbibliothek verzeichnet diese Publikation in der Deutschen Nationalbibliografie; detaillierte bibliografische Daten sind im Internet über http://dnb.d-nb.de abrufbar.
Alle in diesem Buch genannten Marken und Produktnamen unterliegen warenzeichen-, marken- oder patentrechtlichem Schutz bzw. sind Warenzeichen oder eingetragene Warenzeichen der jeweiligen Inhaber. Die Wiedergabe von Marken, Produktnamen, Gebrauchsnamen, Handelsnamen, Warenbezeichnungen u.s.w. in diesem Werk berechtigt auch ohne besondere Kennzeichnung nicht zu der Annahme, dass solche Namen im Sinne der Warenzeichen- und Markenschutzgesetzgebung als frei zu betrachten wären und daher von jedermann benutzt werden dürften.

Information bibliographique publiée par la Deutsche Nationalbibliothek: La Deutsche Nationalbibliothek inscrit cette publication à la Deutsche Nationalbibliografie; des données bibliographiques détaillées sont disponibles sur internet à l'adresse http://dnb.d-nb.de.
Toutes marques et noms de produits mentionnés dans ce livre demeurent sous la protection des marques, des marques déposées et des brevets, et sont des marques ou des marques déposées de leurs détenteurs respectifs. L'utilisation des marques, noms de produits, noms communs, noms commerciaux, descriptions de produits, etc, même sans qu'ils soient mentionnés de façon particulière dans ce livre ne signifie en aucune façon que ces noms peuvent être utilisés sans restriction à l'égard de la législation pour la protection des marques et des marques déposées et pourraient donc être utilisés par quiconque.

Coverbild / Photo de couverture: www.ingimage.com

Verlag / Editeur:
Presses Académiques Francophones
ist ein Imprint der / est une marque déposée de
OmniScriptum GmbH & Co. KG
Heinrich-Böcking-Str. 6-8, 66121 Saarbrücken, Deutschland / Allemagne
Email: info@presses-academiques.com

Herstellung: siehe letzte Seite /
Impression: voir la dernière page
ISBN: 978-3-8416-2653-0

Copyright / Droit d'auteur © 2013 OmniScriptum GmbH & Co. KG
Alle Rechte vorbehalten. / Tous droits réservés. Saarbrücken 2013

Ministère de l'Enseignement
Supérieur et de la Recherche
Scientifique
UNIVERSITÉ DE BAMAKO

République du Mali
Un Peuple – Un But – Une Foi

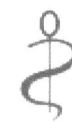

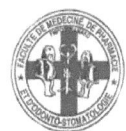

FACULTÉ DE MÉDECINE, DE PHARMACIE ET
D'ODONTO – STOMATOLOGIE

ETUDE DE LA PATHOLOGIE TESTICULAIRE DANS LE SERVICE D'UROLOGIE DU CHU GABRIEL TOURE

Présentée et soutenue publiquement le / /2010
devant la Faculté de Médecine, de Pharmacie et
d'Odonto-Stomatologie

Par M. Seydou Amadou TRAORE

Pour obtenir le Grade de Docteur en Médecine

(DIPLOME D'ETAT)

Président :   Pr. *Saharé FONGORO*

Membre :   Dr. *Chieck Bougadari TRAORE*

Co-Directeur :   Dr. *Zanafon OUATTARA*

Directeur de thèse   Pr Kalilou OUATTARA

DEDICACES

Je dédie ce travail :
A ALLAH, le tout puissant ; le miséricordieux créateur des terres et des cieux, merci de m'avoir accordé la santé.
Au Prophète MOHAMED, paix et salut sur lui.

A mes chers parents, ce travail est le votre .Avec beaucoup d'amour, vous nous avez donné une éducation dans le sens du bien et de la probité.

-**Amadou**, papa tu as toujours voulu que tes enfants ne manquent de rien et tu nous as suffisamment forgé pour affronter la vie. Ton sens de l'honneur, ton amour pour le travail et ton dégout de l'injustice et de la paresse, ont fait la renommée de notre famille.

-**Djeneba SORA, Feue Koniba et Aminata COULIBALY**, mamans vous êtes pour moi un modèle de courage et de bonté ; puisse Dieu me permettre de témoigner encore longtemps tout mon attachement !

Koniba, voila un grand jour de joie auquel tu devrais prendre part mais le tout puissant Dieu en a décidé autrement ; que ton âme repose en paix ! Amen.

-Mes oncles particulièrement à **Mama SIDIBE**, vous avez été pour moi plus qu'un père ; que de sacrifices consentis ; n'avez ménagé effort pour m'inculquer les règles du savoir être et du savoir faire. Tant de bonheur vécu et tant de souhaits réalisés grâce a votre soutien qui ne m'a jamais fait défaut. Votre maison est un havre de paix et d'amour, ce travail est le votre. Infiniment merci !

-**Ma Tante Feue Mme SIDIBE Niagale KEITA**, voila chère tante un grand jour et un jour de joie pour votre fils, la joie à laquelle vous devriez prendre part mais le tout puissant Dieu en a décide autrement. Ainsi va la vie ; l'Homme suit son destin ; que votre âme repose en paix chère tante Amen !

-A ma très chère amie, **Doussou FADIGA ;** Ce travail est le votre, merci infiniment !

REMERCIEMENTS

Je remercie toute la famille TRAORE depuis Sien-Markala (Arr.Yangasso,C/BLA) Mes remerciements vont à l' endroit de :

-**La famille Sora à Bamako et Sien-Markala**, particulièrement à Amadou et à ma grand-mère Mariam sora

-**La famille Sidibé à Bamako, San, Koutiala et Sikasso** particulièrement à Adama, Gaoussou, Mohamed, Nana, Thâ…

-**La famille Fabé à Niamana (Djeli) et Sévaré**, particulièrement à Moussa Proviseur du Lycée Hamadoun Dicko.

-**La famille Dembélé à Daoudabougou (Bamako)** singulièrement à mon ami Adama, merci cher ami pour ton amitié sincère et ta franche collaboration.

-**La famille Tangara à Pelengana (Ségou)**, particulièrement à Gaoussou ; Merci pour vos conseils.

-**La famille Diarra à Konobougou**, particulièrement à Kassim, merci infiniment.

-**La famille Dembélé à Sévaré** ; Seriba, merci pour vos conseils et vos encouragements.

-**Mes frères et sœurs :** Aminata, Adama dit vieux, Kadiatou, Mariam, Salif, Mama, Rokia, Maimouna, Ramatou, Youssouf, Nono, Zoumana, Bakary Camara et Demba Sora ; merci pour votre soutien inestimable, inconditionnel et pour vos conseils et vos encouragements.

-**Mon professeur d'informatique**, Mr Mamadou Isaie Daou cher professeur les mots me manquent pour vous remercier mais soyez assure de ma profonde reconnaissance.

-**Tous mes amis(es) à kalaban Coura ACI(Bamako)** particulièrement le Grin.

-**Tous mes ainés, collègues et cadets du service d'urologie du CHU-GT**, merci pour vos conseils et vos franches collaborations.

-**Tout le personnel infirmier et les techniciens de surface** communément appelés G.S du service d'urologie ; merci pour votre bonne collaboration.

-**Dr SINAYOGO Bassidi :** merci cher maître pour vos conseils et surtout l'enseignement que nous avons reçu au service de votre part; retrouvez ici notre profonde reconnaissance.

-**Pr ARAMA Moussa :** cher maître, grâce à vous je ne me suis jamais senti seul. Merci pour votre solidarité, votre sens élevé d'humanisme et de partage. Je vous suis reconnaissant pour votre soutien pendant les moments les plus difficiles. Puisse l'Eternel vous accorder une longue vie ! Amen !

-**Dr KAMATE Bakarou au service d'anatomopathologie**, merci cher maître pour votre disponibilité et votre dévouement pour la cause des étudiants.

-**Tous les internes du service d'anatomopathologie**, Fatoumata Bintou Sangaré, Bourama Coulibaly, Brahima Sékou Mallé merci pour votre franche collaboration.

-**Tous les enseignants de la F.M.P.O.S**, merci chers Professeurs pour la qualité de votre enseignement.

-**Tous ceux** qui de loin ou de près ont contribuent d'une manière ou d'une autre à la réalisation de cet ouvrage.

ABREVIATIONS

A.C.E : Antigène Carcino-Embryonnaire
AEG : Altération de l'état général
BK : Bacille de Koch
C.H.U-GT : Centre Hospitalier Universitaire Gabriel Toure
FMPOS : Faculté de Médecine, de Pharmacie et d'Odonto-Stomatologie
INRSP : Institut National de Recherche en Sante Publique
MIF=AMH: Müllering Inhibitor Factor ou Hormone antimüllerienne
ml : millilitre
MUI/ml : milliunite internationale par millilitre
MHZ : mégahertz
mg : milligramme
ng : nanogramme
NGIT : neoplasie germinale intratubulaire
OMS : Organisation Mondiale de la Sante
TNM : T= tumeur ; N= nodule ; M= métastases
TR : Toucher rectal
UIV : Urographie intraveineuse
UICC : Union internationale pour la classification des cancers
VN : valeur normale
α foetoproteine : alphafoetoproteine
ß HCG : la chaîne bêta de l'hormone chorionique gonadotrope
μ : micron
% : Pourcentage

PLAN

- **INTRODUCTION**

- **GENERALITES**

- **METHODOLOGIE**

- **RESULTATS**

- **COMMENTAIRES ET DISCUSSION**

- **CONCLUSION ET RECOMMANDATIONS**

- **ANNEXES**

A notre Maître et Président du Jury : Professeur Saharé FONGORO

Maître de conférences de néphrologie
Praticien hospitalier
Chevalier de l'ordre national de mérite de la santé

Cher maître,
Nous sommes très honorés de la spontanéité avec laquelle vous avez accepté de présider ce jury.
C'est ici l'occasion de vous dire combien nous avons été séduits par vos qualités scientifiques, votre amour pour le travail bien fait et votre dévouement aux patients.
Veuillez accepter cher maître l'expression de notre sincère admiration et de notre profond respect.

A notre Maître et Juge: Docteur Cheick Bougadari TRAORE

**Spécialiste en anatomie pathologique au laboratoire d'anatomie pathologique de l'Institut National de Recherche en Sante Publique (INRSP)
Maître assistant à la Faculté de Médecine de Pharmacie et d'Odonto-Stomatologie.
Collaborateur du registre du cancer au Mali**

Cher Maître,
Nous avons eu le plaisir de vous connaître et, ainsi, nous avons pu apprécier l'homme que vous êtes. Rigoureux et travailleur, vous exigez toujours de vos internes le meilleur d'eux – mêmes en faisant toujours preuve d'une grande disponibilité et cela dans la bonne humeur.
Nous vous prions de croire en la sincérité de nos sentiments respectueux et de toute notre reconnaissance. Que Dieu vous bénisse !

A notre Maître et Co-directeur : Docteur Zanafon OUATTARA

Chirurgien Urologue-Andrologue au C H U GABRIEL TOURE
Maître assistant en urologie à la Faculté de Médecine de Pharmacie et d'Odonto-Stomatologie.

Cher Maître,
Votre éloquence et vos qualités pédagogiques ont marqué notre esprit tout au long de notre formation.
Votre simplicité, votre abord facile et votre disponibilité ont fait régner une parfaite ambiance de travail entre nous.
Efficace et infatigable vous êtes de ceux qui luttent contre les tumeurs du testicule. Nous sommes fiers d'avoir appris à vos côtés. Puisse DIEU le Tout
Puissant vous accorder une longue et belle carrière et plus d'énergie pour l'encadrement des étudiants ! Amen !

A notre Maître et Directeur : Professeur Kalilou OUATTARA

Docteur Ph. D. de l'Institut d'Urologie de KIEV.
Chef du service d'urologie du C H U du Point G.
Coordinateur des chirurgiens du C H U du Point G.
Président du comité médical d'établissement du C H U du Point G.
Expert national et international en fistule obstétricale.
Professeur d'urologie à la Faculté de Médecine de Pharmacie et d'Odonto-Stomatologie.

Cher Maître,
Toutes vos qualités ne sont plus à citer.
C'est l'occasion ici pour nous de vous témoigner notre grande admiration.
Soyez assuré de toute notre estime et de notre infinie gratitude.
Que le Très Haut vous accorde une bonne santé et vous prête encore longue vie !
Amen !

SOMMAIRE

Introduction..12

Objectifs..13

Généralités...14, 70

Méthodologie..71, 72

Résultats...73, 80

Observations..81, 82

Commentaires et Discussion...83, 87

Conclusion...88

Recommandation...89

Annexes..90, 99

INTRODUCTION

La pathologie testiculaire est un motif fréquent de consultation en clinique urologique. Elle parait souvent banale et pose cependant quelques problèmes tant sur le plan diagnostique que thérapeutique.

Sur le plan théorique, cette pathologie peut comprendre des lésions non néoplasiques, d'infertilité, des lésions inflammatoires et des lésions néoplasiques du testicule ou tumeurs malignes du testicule. [1]

Les lésions néoplasiques du testicule sont rares dans la population générale, représentent la quasi-totalité des tumeurs des bourses. Les plus fréquentes sont les tumeurs germinales qui constituent 1 a 3% des tumeurs malignes de l'homme, dominées par le seminome (plus de 50% des cas).

Les autres tumeurs correspondent à des tumeurs du stroma, des tumeurs des cellules Leydig, des cellules de Sertoli ou plus rarement à des métastases.

Par ailleurs, cette forme de lésions néoplasiques semble plus fréquente chez l'homme de race blanche par comparaison à ceux d'origine africaine. [2]

Sur le plan anatomique, clinique, il est à constater que ces tumeurs se caractérisent par un certain polymorphisme qui fait que chaque particularité anatomo-clinique révèle une incidence évolutive propre.

L'amélioration des méthodes diagnostiques et thérapeutiques a permis une baisse du taux de mortalité. La tendance actuelle est de rechercher des modalités thérapeutiques et de renforcer l'importance de la surveillance.

Malgré tous ces progrès, les tumeurs du testicule posent toujours plusieurs problèmes autour desquels l'unanimité n'est pas encore faite. [3]

Leur prise en charge semble manifestement pluridisciplinaire.

Si la littérature du monde développé renferme plusieurs travaux sur ce sujet, en Afrique et particulièrement au Mali peu d'études semblent avoir été consacrées à ce problème.

Ces raisons nous ont incité à entreprendre une étude sur cette pathologie au service d'urologie du CHU du Gabriel Touré.

Les objectifs assignés étaient les suivants :

OBJECTIFS

1- OBJECTIF GENERAL

-Etudier les aspects épidemio-cliniques et thérapeutiques de la pathologie testiculaire au service d'urologie du CHU du GABRIEL TOURE.

2- OBJECTIFS SPECIFIQUES

- Déterminer la fréquence de la pathologie testiculaire.
-Identifier les circonstances de découvertes de la pathologie testiculaire.
-Décrire les examens complémentaires contribuant à l'établissement du diagnostique la pathologie du testiculaire.
-Préciser les types histologiques de la pathologie testiculaire.

GENERALITES

I- **Définition** :

La pathologie testiculaire est l'ensemble de lésions affectant le testicule.

La cryptorchidie est l'arrêt de la migration du testicule en un point quelconque de son trajet normal entre la région lombaire où il se forme et le scrotum où il doit se trouver à la naissance.

L'ectopie testiculaire est une anomalie de la migration du testicule, en dehors de son trajet normal (périnéal, pénien, crural, interstitiel…) voir image.

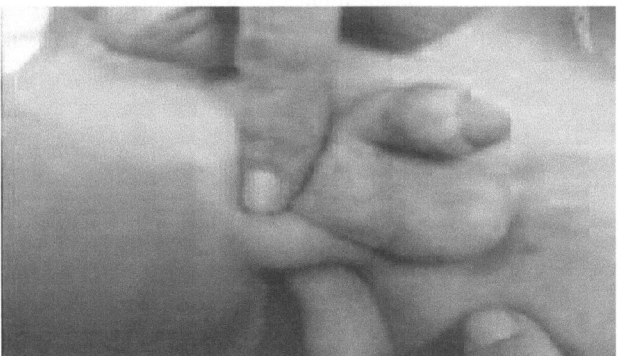

Image : Palpation du testicule droit en position périnéal. [4]

Les tumeurs testiculaires primitives se définissent comme une multiplication anarchique de cellules à partir des différents éléments tissulaires constituant le testicule. Elles sont 9 fois sur 10 malignes, elles naissent le plus souvent des lignées germinales du testicule [5].

II- Epidémiologie :

Les tumeurs du testicule représentent 1à 2% des cancers chez l'homme et 3,5% des tumeurs urologiques. Son incidence est de 4 à 5 pour 100.000hommes en Europe occidentale ; cette incidence est plus élevée dans les pays industrialisés mais très faible en Afrique et en Asie avec moins de 2 pour 100.000hommes selon J.P DROZ [DEPARTEMENT de cancérologie du centre Léon-Bernard- Lyon France, Décembre 2005].

Le niveau le plus élevé d'incidence avec 8 à 10 pour 100.000 hommes se trouve au Danemark, en Allemagne, au Norvège, en Hongrie et en Suisse.

La population d'origine non Européenne avec un niveau d'incidence élevé est la population Maori de la Nouvelle Zélande avec 7 pour 100.000hommes [6].

Les tumeurs germinales représentent 95% des tumeurs testiculaires et seulement 5% proviennent des cellules du stroma du testicule ; et les tumeurs germinales à part quelques exceptions chez l'enfant avant la puberté, presque toutes sont malignes [5]

Les tumeurs testiculaires sont la première cause de décès par cancer chez l'homme jeune [7].

Avant l'introduction du cisplatine à la fin des années 1970, les tumeurs testiculaires germinales étaient responsables de 11% de décès par cancer chez l'homme de 25 à 34 ans, et seulement 64% de ces patients étaient encore en vie cinq ans après le traitement. Actuellement plus de 90% des patients sont encore en vie cinq ans après le traitement et très probablement guéris.

III-RAPPELS EMBRYOLOGIQUES EN RAPPORT AVEC LES TUMEURS DU TESTICULE :

C'est la complexité de l'embryogenèse des testicules qui détermine la complexité de la problématique des tumeurs du testicule.

L'ébauche génitale indifférenciée provient de la crête génitale, proche de l'ébauche rénale, vers la 3 à 5^{e}semaine de la vie fœtale. Elle est constituée d'une médullaire qui formera le testicule et d'une corticale qui en involuant donnera l'albuginée.

Les cellules germinales proviennent de l'endoderme cloacal ou sac de Yolk et viennent coloniser l'ébauche gonadique.

a) **Appareil génital primitif** :

Les gonades apparaissent chez l'embryon de 4 semaines sous forme de la crête génitale ou gonadique, de chaque côté de la ligne médiane entre le mésonéphros proprement dit et le mésentère dorsal. Elle est liée à une prolifération de l'épithélium coelomique associé à une condensation du mésenchyme sous-jacent. Enfin elle n'est pas le support de cellules germinales avant la 6ième semaine [8].

a-1- **Les cellules germinales primordiales** :

Elles apparaissent à un stade précoce du développement (vingt et unième jour) au niveau de la paroi de la vésicule vitelline près de l'origine de l'allantoïde.

Ce sont de larges cellules sexuelles primitives sphériques d'environ 25-30 micromètres ; elles sont donc au début à distance de leur localisation définitive au niveau des crêtes gonadiques.

Elles migrent de façon active le long du mésentère dorsal de l'intestin postérieur (5ième semaine) pour atteindre la région lombaire de l'embryon en direction des crêtes génitales bordant en dedans le corps de Wolff et fournissant les cellules de la gonade.

A la sixième semaine, les cellules germinales primordiales envahissent les crêtes génitales et sont incorporées dans les cordons sexuels primitifs qui se développent à partir d'une prolifération de l'épithélium coelomique dans le mésenchyme sous-jacent. Si elles ne peuvent atteindre les crêtes, les gonades ne se développent pas réalisant une dysgénésie gonadique. Les cellules germinales primordiales ont donc un rôle inducteur sur le développement gonadique.

Les cellules épithéliales se multiplient pour former les cordons sexuels primitifs qui entourent progressivement les cellules germinales primordiales situées dans le mésenchyme. A ce stade du développement, il est impossible de distinguer la gonade mâle ou femelle : c'est le stade de gonade indifférenciée. Dans les deux sexes, ces cordons restent en connexion avec la surface épithéliale.

Les gonades acquièrent leur caractère mâle ou femelle à partir de la septième semaine (7ième) de gestation.

a-2- La gonade indifférenciée :

Le canal de Wolff parait à la 5e semaine. C'est un organe pair qui est à l'origine du corps et de la queue des épididymes, des canaux déférents, des vésicules séminales et des canaux éjaculateurs. Il rejoint les tubes mésonéphroniques qui vont former les cônes efférents qui unissent l'epididyme et le rete testis.

La prostate nait du sinus urogénital qui siège entre les canaux de Wolff et les canaux de Müller.

Le pénis et le scrotum naissent du bourgeon génital et des renflements scrotaux.

a-3- Différenciation testiculaire :

Elle se fait sous l'influence essentielle d'un facteur chromosomique, lié au chromosome Y (effet testiculo-determinant).

-A la 7e semaine, les cellules germinales migrent dans l'ébauche génitale. La médullaire, sous l'influence du sexe génétique constitue des cordons sexuels qui se creusent pour former les tubes séminifères.

-A la 9e semaine, les cellules interstitielles de Leydig se constituent à partir du mésenchyme. Elles secrètent la testostérone qui, entre la 10e et la 20e semaine, permet la différenciation sexuelle primaire, c'est-à-dire la différenciation des canaux de Wolff en voies génitales (épididyme, canaux déférents, vésicules séminales et canaux éjaculateurs). Elles permettent aussi, sous forme de dihydrotestosterone, le développement des organes génitaux externes (pénis, scrotum), de l'urètre et de la prostate.

Les cellules de Sertoli sont issues des cellules de soutien des cordons sexuels. Elles secrètent l'hormone anti-mullerienne qui permet l'involution des canaux de Müller.

-Au 7e mois, sous l'effet de plusieurs facteurs (hormonaux, mécaniques et épididymaires), le testicule descend, accompagné d'une évagination du péritoine, le processus peritoneo-vaginal. Ce dernier va donner, en bas, la future vaginale du

testicule et, en haut, le canal peritoneo-vaginal qui se ferme normalement à la naissance. Il est guidé dans sa migration par le gubernaculum testis qui donnera, par sa partie haute, le muscle crémaster et par sa portion basse le ligament scrotal.
-Au 8ᵉ mois, le testicule est intra scrotal. **[7, 8, 16, 22]** voir image 1 et schéma 1

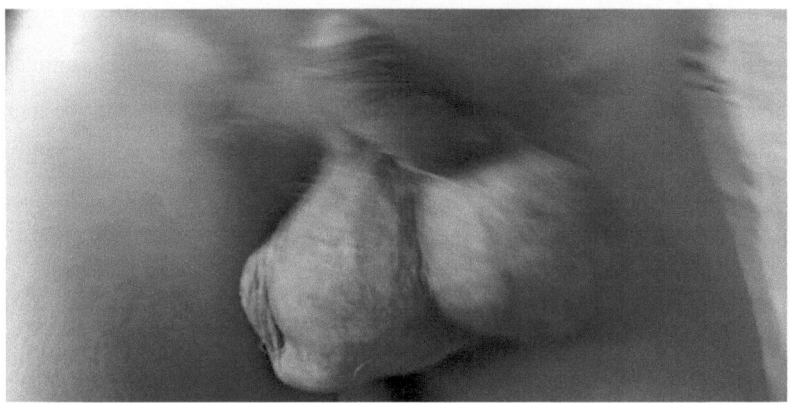

Image de testicules pathologiques dans le scrotum ; Aspect de tumeur testiculaire gauche et hydrocèle droite.

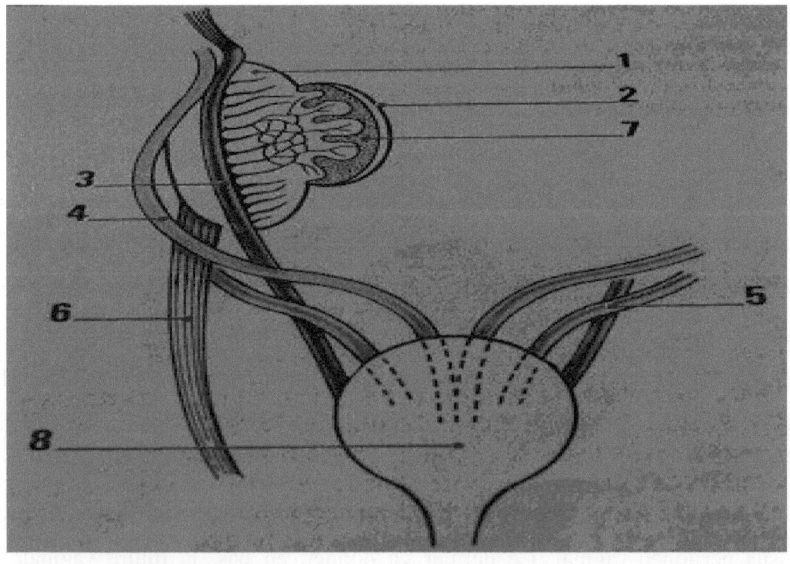

Schéma 1

Système uro-génital indifférencié (7ième semaine) d'après Ben Pansky

1- corps de Wolff ;   2- albuginée ;   3- canal de Wolff ;   4-canal de Müller ;
5- uretère ;   6- gubernaculum ;   7- gonade ;   8 -sinus uro-génital

b- Migration testiculaire

Vers la fin du deuxième mois, le testicule et les vestiges du mésonéphros sont appendus à la paroi postérieure de l'abdomen par un méso étroit appelé le méso uro-génital. Ce repli contenant du mésenchyme devient ligamentaire en direction caudale constituant le ligament génital caudal. Dans la région inguinale, ce ligament est en continuité avec le mésenchyme représentant le futur canal inguinal et se prolongeant vers les bourrelets génitaux. Cette colonne mésenchymateuse descendant du pôle inférieur de la gonade forme le gubernaculum testis.

Les testicules migrent de leur position lombaire vers les orifices inguinaux profonds puis jusque dans le scrotum [8].

La première phase de la migration trans-abdominale est sous l'influence de facteurs mécaniques et hormonaux. En absence du gubernaculum testis, le testicule ne migre pas ; cette phase dépend aussi d'un facteur testiculaire non androgénique qui pourrait être l'AMH sécrétée par les cellules de Sertoli.

La migration transinguinale la plus sensible est sous contrôle androgénique, l'organe cible essentiel étant le gubernaculum testis qui joue le rôle de guide et d'inducteur mésenchymateux. Ces androgènes sont secrétés par les cellules de Leydig sous l'influence des gonadotrophines chorioniques.

Au terme de la migration, le processus vaginal qui s'est progressivement rétréci, s'oblitère dans son segment proximal (ligament de cloquet) ; dans son segment distal il persiste sous la forme des deux feuillets séreux qui entourent le testicule et constituent la vaginale.

La descente testiculaire est divisée en trois phases embryonnaires :

- Intra abdominale (premier et septième mois) : le gubernaculum s'élargit entraînant le testicule vers la région inguinale.
- Inguinale ou canaliculaire (septième et huitième mois de gestation)
- Scrotale (huitième et neuvième mois de gestation) : le raccourcissement de la portion extra abdominale du gubernaculum complète l'attraction du testicule dans le scrotum.

Plusieurs facteurs contribuent à la descente testiculaire :
° Le gubernaculum testis : il joue le rôle d'un tracteur et d'un guide ;
° la pression intra abdominale facilite la traversée du canal inguinal (phase canaliculaire) ;
° Les facteurs hormonaux : le MIF (inhibiteur de l'appareil müllerien) qui aurait une action sur la phase intra abdominale ; les androgènes auraient une action sur les phases extra abdominales.

Souvent pour une raison inconnue, le testicule gauche descend plus bas que le droit.

c- Trouble de la migration testiculaire

Le mécanisme de la non descente du testicule reste encore obscur, de multiples facteurs pouvant intervenir. On distingue la simple ectopie testiculaire où les testicules sont inguino-scrotaux ou inguinaux, et la cryptorchidie en cas de situation pelvienne, iliaque voire lombaire. On distingue des situations aberrantes, crurales ou périnéales sans doute liées à des anomalies d'implantation du gubernaculum testis.

IV- RAPPELS ANATOMIQUES

1- SITUATION : Les testicules sont des glandes sexuelles masculines paires, assurant la production des spermatozoïdes (sécrétion externe) et d'une partie des hormones sexuelles (sécrétion interne) ; ils sont situés dans les bourses à la partie antérieure du périnée sous la verge, appendus au cordon spermatique.

Le testicule gauche en général situé un peu plus bas que le droit. Les deux testicules sont mobiles sous l'effet des fibres du crémaster et de la pesanteur [8].

2- **NOMBRE** : Ils sont au nombre de deux, l'un droit, l'autre gauche ; rarement il n'existe qu'un, l'autre ne s'étant pas développé (monorchidie) ; plus rarement il n'y a aucun (anorchidie) ou au contraire plus de deux (polyorchidie).

3- **ASPECT GENERAL** :
Le testicule a la forme d'un ovoïde légèrement aplati dans le sens transversal dont le grand axe est oblique de haut en bas et d'avant en arrière ; présente deux faces médiale et latérale, deux bords antéro-inférieur et postero-supérieur et deux extrémités ou pôles.

Ses dimensions sont : 4 à 5cm de longueur ; 3cm de hauteur ; 2,5cm d'épaisseur pour un poids d'environ 15 à 18 grammes (20grammes avec épididyme).

Sa surface est lisse, brillante, blanc bleuâtre ; cette coloration est celle de l'enveloppe (l'albuginée); le tissu testiculaire ou pulpe étant brun jaunâtre. L'albuginée confère par ailleurs au testicule une consistance ferme liée à la tension du contenu [8].

4- **RAPPORTS** :
Le testicule est d'abord en rapport avec une enveloppe séreuse à deux feuillets dont nous avons vu la raison d'être par l'embryologie et la migration gonadique : la vaginale, partie inférieure du canal péritonéo-vaginal.

-La tunique vaginale : Elle présente deux feuillets, un feuillet pariétal et viscéral limitant un espace virtuel : la cavité vaginale. Le feuillet pariétal par sa surface externe répond à la tunique fibreuse qui enveloppe le testicule et le cordon et présente à sa partie inférieure le ligament scrotal qui amarre le testicule aux parois des bourses.

Le feuillet viscéral revêt le bord inférieur du testicule se poursuivant sur les faces interne et externe de la gonade jusqu'au voisinage du bord supérieur longé par l'épididyme où le feuillet viscéral se dispose selon une ligne de réflexion qui laisse extra vaginale une partie de ces éléments.

A la partie supérieure, le feuillet viscéral revêt le pôle supérieur du testicule et la tête de l'épididyme en dehors tandis qu'en dedans il abandonne le bord supérieur du testicule et la face interne de l'épididyme recouvrant la partie adjacente du cordon.

A la partie moyenne, la vaginale s'insinuant entre le bord supérieur du testicule et l'épididyme en dehors constitue un récessus inter-épididymo-testiculaire facilitant la séparation de l'épididyme et du testicule lors de l'épididymectomie, tandis qu'en dedans la face interne de l'épididyme est extravaginale.

A la partie inférieure, le feuillet séreux recouvre la face externe et le bord antérieur du testicule tandis qu'en dedans il se réfléchit en avant du pôle postérieur recouvrant une partie de la face interne et demeure à distance de l'épididyme dont la queue est dépourvue de séreuse, disposition liée à la présence du ligament scrotal.

4- a- **LES BORDS** :
-Le bord antéro-inférieur, convexe revêtu par la séreuse dans toute son étendue est libre ;
- Le bord postero-supérieur sensiblement rectiligne répond dans son ensemble à l'épididyme « qui le coiffe en cimier de casque » et adhère fortement à ses deux extrémités. Sa partie moyenne est en rapport avec les éléments vasculaires, réalisant un pédicule qui passe en dedans de l'épididyme dont la face interne est donc en partie masquée.

4- b-**LES EXTREMITES OU POLES** :
- L'extrémité antéro-supérieure, arrondie et surmontée par la tête de l'épididyme très adhérente ;
- L'extrémité postéro-inférieure extravaginale est reliée au fond des bourses par le ligament scrotal, lame fibro-musculaire et se situe juste sous la queue de l'épididyme et l'origine du déférent qui lui fait suite. Voir image 2

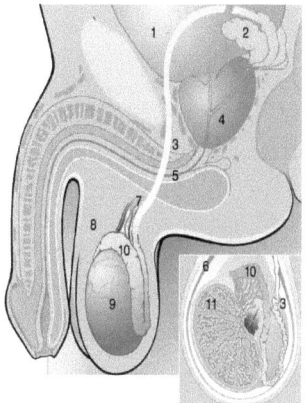 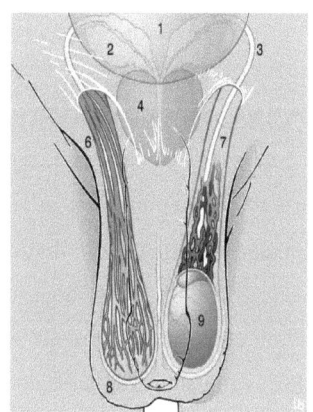

Image 2 : Vue latérale

1. Vessie
2. Vésicule séminale
3. Canal déférent
4. Prostate
5. Urètre
6. Muscle crémaster
7. Cordon spermatique avec canal déférent,
   Vaisseaux et nerfs
8. Scrotum
9. Testicule
10. Epididyme
11. Canalicules (tubes) séminifères

5- CONSTITUTION ANATOMIQUE DU TESTICULE :

Sa constitution est caractérisée par deux parties bien différentes : une enveloppe ou albuginée ; un tissu propre ou pulpe testiculaire [8].

5-a-<u>Enveloppe fibreuse ou albuginée :</u> Membrane fibreuse blanchâtre, résistante, elle entoure le testicule et l'épididyme. L'albuginée testiculaire, épaisse de 1mm répond en dedans au tissu ou pulpe testiculaire qu'elle contient sous tension et en dehors au feuillet viscéral de la vaginale sur la presque totalité de son étendue. Elle présente un épaississement très marqué au niveau du bord postero-supérieur du testicule près du pôle supérieur : le corps de Highmore ou médiastin du testicule, de forme pyramidale dont le sommet s'enfonce dans le tissu propre.

Il contient des vaisseaux et un segment des voies séminales constituant le réseau de Haller ou rete testis résultant de l'anastomose des tubes droits et origine des cônes ou canaux efférents (au nombre de 10 à 15) qui se jettent dans le canal épididymaire au niveau de son segment céphalique. Il donne naissance par son sommet et ses faces latérales à des cloisons se dirigeant vers la face profonde de l'albuginée et formant des compartiments de forme conique (les lobules testiculaires au nombre de 250 à 300).

5-b- <u>Tissu propre ou pulpe testiculaire</u> :

A la fois sécréteur et excréteur au niveau du testicule, il est uniquement excréteur pour l'épididyme. Dans chaque lobule testiculaire, se trouvent 1 à 4 tubes séminifères soit 1000 environ dans chaque testicule. Les tubes séminifères des différents lobules se rejoignent pour constituer d'abord les tubes droits puis le rete testis ou réseau de Haller d'où émergent les cônes efférents qui pénétrant dans la tête de l'épididyme, vont former le canal épididymaire.

Les tubes séminifères sont entourés d'un tissu interstitiel conjonctif lâche contenant les cellules de Leydig formant le tissu endocrinien et des éléments artériels, veineux et lymphatiques

6- VASCULARISATION DU TESTICULE :

6-a- **ARTERES** : la vascularisation artérielle est assurée par trois artères [8] (voir schéma 2) :

- **Artère testiculaire** : artère principale, essentiellement destinée au testicule. Elle naît le plus souvent de l'aorte abdominale de 2 à 5cm au-dessous des artères rénales ; dans 12 à 15% des cas, elle peut avoir une origine plus élevée, aortique au-dessus des artères rénales voire même des surrénales.

Après un trajet lombaire, rétroperitonéal assez rectiligne, elle traverse le canal inguinal devenant nettement flexueuse, chemine dans le cordon spermatique où elle abandonne quelques fines collatérales proches du canal péritonéo-vaginal quand celui-ci persiste. Avant sa terminaison, l'artère testiculaire donne le plus souvent deux collatérales épididymaires, l'une antérieure pour la tête, l'autre postérieure destinée au corps et à la queue de l'épididyme ; cette dernière branche longeant l'épididyme sur son bord interne jusqu'à l'anse épididymo-déférentielle. L'artère testiculaire se termine au-dessus du bord postero-supérieur du testicule en deux branches parenchymateuses, externe et interne qui atteignent le testicule en croisant le bord interne du corps de l'épididyme puis la ligne de réflexion de la vaginale, pénétrant alors sous l'albuginée dessinant des sinuosités sur les faces interne et externe du testicule.

L'irrigation parenchymateuse est assurée par des vaisseaux septaux naissant des branches terminales situées sous l'albuginée se dirigeant pour la plupart vers le médiastin du testicule où ils se réfléchissent avant de se distribuer aux lobules parenchymateux.

- **Artère du conduit déférent (canal déférent)** : Branche de l'artère vésiculo-déférentielle ou vésicale caudale, elle est issue de l'artère iliaque interne ou hypogastrique ; elle chemine au contact du conduit déférent auquel elle abandonne de fins rameaux jusqu'à l'anse épididymo-déférentielle où elle se termine par deux ou trois branches. L'une d'elles établit le plus souvent une anastomose avec la branche épididymaire postérieure de l'artère testiculaire, une autre pouvant vasculariser directement le pôle postéro-inférieur du testicule.

-**Artère crémastérique ou funiculaire :**
Branche de l'artère épigastrique, elle-même issue de l'artère iliaque externe, l'artère crémastérique accompagne le cordon jusqu'à la queue de l'épididyme, étant située en dehors du fascia spermatique interne.

Elle se termine à ce niveau par des branches qui s'anastomosent avec l'artère testiculaire et l'artère du conduit déférent, cette anastomose des trois artères correspondant à la classique description de Jarisch en 1889 puis de Colle en 1902.

L'anastomose entre l'artère du conduit déférent et la branche épididymaire postérieure de la testiculaire existe dans la majorité des cas réalisant une anse vasculaire épididymo-déférentielle pouvant elle-même recevoir des rameaux de l'artère crémastérique, certains cheminent le long du ligament scrotal.

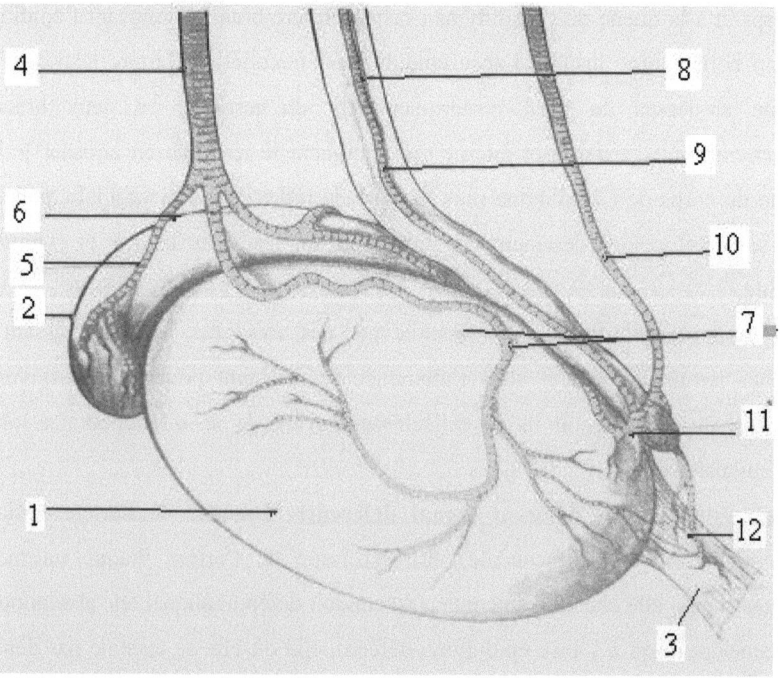

Haut

Droite

Schéma 2

Vascularisation artérielle du testicule et de l'épididyme (d'après Pillet)

1- Testicule ;
2- Epididyme
3- Ligament scrotal
4- Artère testiculaire
5- Branche épididymaire antérieure
6- Branche épididymaire postérieure
7- Branches parenchymateuses médiale
8- Canal déférent
9- Artère du conduit déférent
10- Artère crémastérique
11- Anse artérielle épididymo-déférentielle
12- Rameaux anastomotiques du ligament scrotal.

6-b-**LES VEINES** :

Les veines du testicule, de ses enveloppes et de l'épididyme sont séparées des veines scrotales par un plan avasculaire mais il existe des anastomoses au niveau du ligament scrotal et de la racine des bourses. La conception classique distingue deux groupes veineux ; l'un antérieur ou plexus pampiniforme, l'autre postérieur, la veine crémastérique ou funiculaire. Une conception plus moderne suite aux travaux de Haberer et plus récemment à ceux de Gaudin (1988) **[8]** décrit trois groupes veineux :

- Le plexus pampiniforme qui constituera la veine spermatique ou testiculaire ;
- Les veines déférentielles ;
- Les veines crémasteriques.

Cette conception correspond d'ailleurs à la répartition artérielle.

-TRAJET ET TERMINAISONS

A partir de l'orifice inguinal interne, deux ou trois troncs veineux suivent le même trajet que l'artère testiculaire puis dans la région lombaire, se réunissent pour former la veine testiculaire ou spermatique qui se place en dehors de l'artère précroisée par l'uretère correspondant.

Le mode de terminaison mérite quelques précisions :

- A gauche : la veine testiculaire se jette dans la veine rénale gauche plus rarement dans une branche d'origine de cette veine ou dans l'origine de l'arc réno-azygo-lombaire. Elle peut être dédoublée à sa terminaison dans environ 10 à 15% des cas.

- A droite : la veine testiculaire se jette dans la veine cave inférieure sous rénale plus rarement dans l'angle de réunion des deux vaisseaux, voire dans la veine rénale droite. Elle peut être dédoublée, les abouchements étant alors variables.

7- Les lymphatiques :

Les capillaires lymphatiques du testicule constituent un réseau assez dense dans les lobules autour des tubes séminifères, delà ils passent dans les cloisons et gagnent le médiastin du testicule en formant plusieurs vaisseaux, pour gagner enfin le bord postero-supérieur de la glande. De là ils montent le long des vaisseaux testiculaires du cordon qu'ils quittent à partir du croisement urétéral pour se diriger en dedans vers les ganglions abdomino-aortiques ; les connexions varient à droite et à gauche :

A droite : les lymphatiques vont aux ganglions qui se situent de la veine rénale à la bifurcation aortique et en particulier deux ou trois ganglions pré-caves, accessoirement quelques ganglions pré-aortiques.

A gauche : les lymphatiques vont aux ganglions latéro-aortiques gauches sous-jacents au pédicule rénal et en particulier aux plus élevés de ce groupe.

8- Les tuniques des bourses :

La constitution des bourses est entièrement expliquée par l'embryologie.

Le testicule se développe initialement au niveau de la partie profonde du fœtus. Le pôle inférieur de la glande est relié à la partie profonde du repli cutané qui constituera la tunique des bourses par un ligament : le gubernaculum testis (ligament inguinal du testicule). C'est ce ligament qui est ultérieurement le vecteur de la migration testiculaire.

En migrant, le testicule va entraîner devant lui tous les éléments de la paroi abdominale, ainsi les bourses sont constituées de sept tuniques de dedans en dehors [8].

LES SEPT TUNIQUES DES BOURSES

8-a-La tunique vaginale : c'est l'émanation du péritoine entraînée par le testicule. Sa partie inférieure est réduite dans le cordon spermatique à un reliquat fibreux (le ligament de cloquet). La tunique vaginale est une séreuse à deux feuillets, pariétal et viscéral ; c'est la tunique la plus profonde des bourses qui entoure de chaque côté le testicule et l'épididyme.

8-b-Le fascia spermatique interne : mince au niveau du cordon, plus épais sur le testicule, il s'engage en haut dans le canal inguinal pour se continuer avec le fascia transversalis. En bas, il adhère à la partie postérieure du testicule et de l'épididyme et entoure le ligament scrotal (ligament inguinal) du testicule. Il contient des artères issues de l'artère crémasterique.

8-c-La tunique musculeuse : provient du muscle crémaster, elle est constituée par deux faisceaux :

*<u>Un faisceau externe</u> assez volumineux issu du corps musculaire du muscle oblique interne de l'abdomen (petit oblique) et du muscle transverse de l'abdomen. Les fibres musculaires descendent le long du cordon pour se terminer de façon étagée dans le fascia spermatique interne ; les plus inférieures atteignent le testicule. Ce muscle adopte une disposition en éventail sur le fascia spermatique.

* <u>Un faisceau interne</u> beaucoup plus grêle qui se détache de l'épine du pubis et du tendon conjoint. Ces fibres sont également étalées en éventail si bien qu'elles s'unissent en faisceau externe mais n'atteignent pas le testicule. Ces insertions d'origine du muscle crémaster expliquent le réflexe crémastérien obtenu par excitation de la face interne de la cuisse qui par contraction musculaire entraîne l'ascension du testicule homolatéral.

8-d-<u>Le fascia spermatique externe</u>: est constitué par l'aponévrose superficielle du muscle oblique externe (muscle grand oblique de l'abdomen). Très mince, il se continue en haut avec l'aponévrose du muscle oblique externe et sur le pénis avec le fascia du pénis.

8-e-<u>La tunique celluleuse</u> : formée de tissu conjonctif lâche, continue avec le tissu cellulaire sous cutané de l'abdomen et du périnée. C'est cette tunique qui représente une zone de glissement permettant l'énucléation du bloc épididymo- testiculaire après ouverture du dartos. Celui-ci est séparé des plans superficiels de la cuisse par les attaches ischio-pubiennes du dartos qui constituent les limites latérales de cet espace celluleux ce qui permet la limitation des suppurations d'origine scrotale.

8-f-<u>Le dartos</u> : un muscle peaucier qui tapisse la face profonde du scrotum.

Au pôle inférieur du bloc épididymo- testiculaire, c'est à dire à la partie inférieure de la bourse, il s'accole à son homologue opposé pour former une lame médiane récurrente qui remonte jusqu'à la racine de la verge (cloison scrotale) et sépare les deux loges testiculaires. Le dartos se continue sur la verge par le dartos pénien, en bas avec le dartos périnéal, et vers le haut s'étend jusqu'à l'anneau externe du canal inguinal.

Sur les côtés, il s'insère sur les branches ischio-pubiennes et contribue à séparer complètement les bourses des plans superficiels de la cuisse.

8-g- La peau ou scrotum : Très fine et souple, elle a pour caractéristique de se laisser distendre parfois de façon monstrueuse au cours des éléphantiasis testiculaires et de l'hématome intra scrotal. Elle est striée transversalement par des nombreux sillons, elle présente sur la ligne médiane un raphé longitudinal. C'est la seule enveloppe qui soit commune aux deux bourses. [19]

V-RAPPELS PHYSIOLOGIQUES

Les testicules sont des glandes sexuelles masculines paires assurant la production des spermatozoïdes (sécrétion externe) et d'une partie des hormones sexuelles (sécrétion interne) [9].

Les testicules sont divisés en compartiments internes appelés lobules au nombre d'environ 300 lobules par testicule et chaque lobule contient 3 lobules séminifères où sont fabriqués les spermatozoïdes.

A l'intérieur des testicules il y a trois types de cellules :
* cellules spermatogènes ;
* Cellules de Sertoli ;
* cellules interstitielles ou cellules de Leydig.

1- Les cellules spermatogènes : Entraînent la formation des spermatozoïdes.

Spermatogonies   Spermatocytes I   Spermatocytes II spermatozoïdes.

La fabrication des spermatozoïdes se fait en 74 jours ; la maturation se fait en une douzaine de jours durant leur cheminement de l'épididyme vers l'ampoule déférentielle où ils sont stockés jusqu'à l'éjaculation.

2- Les cellules de Sertoli : s'étendent de la basale à la lumière du tubule.

Rôle : Les cellules de Sertoli soutiennent, protègent et nourrissent les spermatozoïdes ; contrôlent les mouvements des spermatogènes, la libération des spermatozoïdes, phagocytent le surplus de cytoplasme ; sécrètent un liquide nécessaire au transport des spermatozoïdes, sécrètent l'hormone inhibine qui assure le rétrocontrôle des spermatozoïdes.

3- Les cellules interstitielles ou cellules de Leydig :
Sécrètent les androgènes en particulier la testostérone qui assure diverses fonctions :
*Elle joue un rôle prépondérant dans le développement des caractères masculins ;
* Elle stimule le développement des organes annexes de l'appareil reproducteur (prostate, vésicules séminales) ;
L'emplacement du scrotum et la contraction de ses fibres musculaires règlent la température. La production et la survie des spermatozoïdes nécessitent une température inférieure à 0,3°celcius à une température normale à 36,7° celcius.
Sous les bourses se trouve le muscle crémaster qui joue un rôle de thermostat : c'est-à-dire que pendant la chaleur les testicules descendent dans la bourse et pendant le froid ils montent contre la paroi abdominale.

VI- Histoire naturelle de la tumeur testiculaire primitive

Durant son stade de début, intra testiculaire (p T1), la tumeur germinale s'étend dans le parenchyme testiculaire voisin par invasion directe et ou par propagation in situ le long des tubes séminifères. Au contact de ces zones tumorales, le parenchyme exocrine est fréquemment le siège d'une hypospermatogénèse sévère et il peut exister un certain degré d'hyperplasie leydigiène, le plus souvent relative. L'invasion du rete testis, qui fait partie de ce stade intra testiculaire est fréquente et se fait aussi soit par extension directe, soit par propagation intra canalaire in situ.

Le stade extra testiculaire survient lorsque l'albuginée est dépassée. Cette barrière longtemps efficace, se laisse franchir dans les zones de moindre résistance : ancien site d'une biopsie, point de passage d'un vaisseau ou implantation du rete testis. L'invasion de l'albuginée et de l'épididyme **(p T2)** se poursuit par celle du cordon spermatique (**p T3**). Quant à l'envahissement de la paroi scrotale (**pT4**), de pronostic défavorable, il est souvent favorisé par une intervention antérieure (orchidopexie).

L'appréciation exacte de l'extension locale de la tumeur est un élément de pronostic important. Il en est de même pour les embols veineux ou lymphatiques que l'on doit rechercher soigneusement non seulement au niveau des vaisseaux du cordon, mais aussi au niveau de la tumeur, du parenchyme adjacent et de l'albuginée [5].

VII- ANATOMOPATHOLOGIE ET CLASSIFICATION DES TUMEURS DU TESTICULE

Sur le plan histologique, on a essentiellement deux types histologiques de tumeurs testiculaires à savoir :

-**Tumeurs germinales** :

Représentent plus de 95% des tumeurs testiculaires, plus fréquentes, issues de cellules dites germinales et à part quelques exceptions chez l'enfant avant la puberté presque toutes sont malignes.

- **Tumeurs non germinales** :

Représentent 5% des tumeurs testiculaires, non fréquentes, formées dans le testicule à partir de cellules autres que les cellules germinales [10].

A- LES TUMEURS GERMINALES DU TESTICULE

Elles dérivent d'une cellule germinale souche qui prolifère à l'intérieur des tubes séminifères (stade du carcinome in situ) et se différencie soit dans le sens gonadique (séminome) soit dans le sens embryonnaire ou extra embryonnaire.

La classification des tumeurs germinales a été définie par l'OMS qui distingue des tumeurs à une seule composante histologique (séminome, séminome spermatocytaire, carcinome embryonnaire, tumeur vitelline, polyembryome, choriocarcinome, tératome) et des tumeurs mixtes à plusieurs contingents. Mais pour le clinicien il existe deux groupes fondamentalement opposés sur le plan clinique :

* Les tumeurs séminomateuses (séminome pur) ;
* les tumeurs non séminomateuses (autres types histologiques et toutes les tumeurs mixtes).

1 - LES TUMEURS SEMINOMATEUSES DU TESTICULE :

- **Le séminome typique** : (goniome, dysgerminome)

C'est une tumeur germinale maligne invasive formée d'une population de grandes cellules claires évoquant les cellules germinales primitives ; c'est la plus fréquente des tumeurs germinales, représente 40% dans sa forme pure de toutes les néoplasies mais il est aussi présent dans 15% des formes mixtes.

Il survient préférentiellement vers 35 et 40 ans ; légèrement prédominant à droite ; bilatérale dans 2% des cas et sur testicule cryptorchide dans 8,5% des cas.

Les marqueurs sériques spécifiques sont négatifs (α foetoprotéine, βHCG).

Les β HCG peuvent êtres augmentés de façon modérée dans 10% des cas.

Macroscopie : Il s'agit d'une tumeur homogène, rosée, ferme à contour polyédrique, bien limitée mais non encapsulée. Certaines tumeurs volumineuses peuvent contenir des zones de nécrose.

Microscopie : Le séminome est constitué d'une prolifération uniforme de grandes cellules arrondies de 15 à 25μ à cytoplasme claire et à noyau central riche en mitose. Ces cellules se groupent en nappes, en travée ou en nid en s'accompagnant d'un stroma fibreux ou infiltré de nombreux lymphocytes.

Si le diagnostic de séminome est dans la plupart des cas facile, celui de tumeur séminomateuse doit s'appuyer sur l'étude d'un grand nombre de prélèvement et une étude immunohistochimique complète afin de ne pas méconnaître un autre contingent histologique si minime soit-il entraînant un pronostic et thérapeutique tout à fait différent (voir **fig A**) [10 ,20].

Les variantes du séminome typique :

- Le séminome « anaplasique » ou atypique :

Il ne doit plus être individualisé comme une forme tumorale particulière assortie d'un pronostic plus péjoratif habituel ; il représente 10% des séminomes ; il se définit par l'augmentation de l'activité mitotique (3 mitoses ou plus) ; en revanche dans cette variété il existe le plus de problème de diagnostic différentiel avec les autres types histologiques (carcinome embryonnaire ou une tumeur vitelline d'architecture solide).

- Le séminome spermatocytaire :

Il représente 7% de tous les séminomes.

Il est issu des cellules de la spermatogenèse du tube séminifère (spermatogonies ou spermatocytes) et non de cellules germinales primitives.

Il est formé de cellules dont la taille varie de celle d'un lymphocyte à celle d'une cellule géante. Il est rare (moins de 5% des séminomes), survient à un âge élevé nettement au-dessus de 40 ans : bilatérale dans 10% des cas, ne se rencontre jamais sur testicule ectopique. Il est toujours intra testiculaire, bien limité et ne métastase pas. Les marqueurs sériques sont constamment négatifs.

Macroscopiquement, la tumeur est bien limitée voire encapsulée intra testiculaire pouvant atteindre une taille importante de coloration blanc grisâtre de consistance molle avec des zones kystiques mucoïdes ou oedémateuses.

Microscopiquement, il existe trois (3) types de cellules : petites, moyennes, et géantes ; ces derniers éléments étant rares avec parfois un réseau chromatinien nucléaire dessinant des figures en spirène. Le stroma ne contient ni lymphocytes ni réaction granulomateuse.

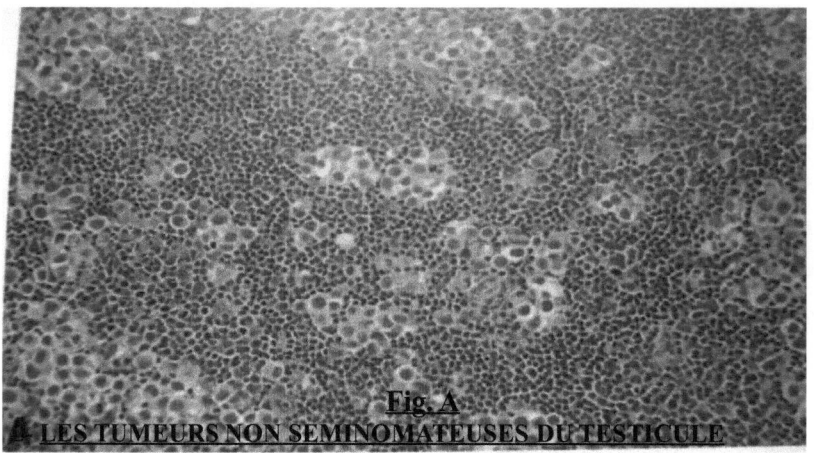

Fig. A
A. LES TUMEURS NON SEMINOMATEUSES DU TESTICULE

Typical seminoma with pronounced infiltration
Image from Pathology and Genetics of tumor of the Urinary system and male genetic organs
IARC Press Lyon 2004.

- **Le carcinome embryonnaire** :

Représente 31% des tumeurs du testicule. Il s'agit d'une tumeur germinale formée de cellules d'aspect épithélial très primitif dans sa forme pure, il ne s'accompagne d'aucune production de marqueurs sériques (βHCG, ou αfoetoprotéine). Cette définition stricte de l'OMS évite toute confusion avec d'autres formes tumorales ou mixtes alors que d'autres classifications nomment le carcinome embryonnaire le « tératome malin différencié ». Le carcinome embryonnaire est rare dans sa forme pure (moins de 3%) mais très fréquent en association (35 à 40%) ; il survient entre 25 et 35 ans. Sa diffusion par voie sanguine et lymphatique est précoce.

Macroscopiquement, il s'agit d'une tumeur molle et grisâtre de taille variable mal limitée et parsemée de zones nécrotiques et hémorragiques. La tumeur n'est pas encapsulée.

Microscopie : Les cellules d'apparence épithéliales sont assez monomorphes, polyédriques à noyaux volumineux riches en mitoses. Ces cellules se regroupent en structure pseudoglandulaire, tubulaire ou papillaire parfois en nappes posant alors des problèmes diagnostics avec un séminome atypique (voir **figure B**) [10,20].

- **La tumeur vitelline ou tumeur du sac vitellin ou « yolk sac tumor » ou carcinome embryonnaire infantile :**

C'est une tumeur germinale différenciée dans le sens extra embryonnaire, reproduisant des structures évocatrices du sac vitellin de l'homme ; elle est encore appelée tumeur du sinus endodermique. Ces structures tumorales sont à l'origine de la sécrétion d'α foetoprotéine qui est un marqueur spécifique de ce type tumoral. La forme pure primitivement décrite est rare (2,5%), présente essentiellement chez l'enfant de 0 à 5ans sous la forme d'une tumeur volumineuse ferme kystique. Les formes mixtes réalisent des plages molles et mucoïdes.

Microscopie : La tumeur vitelline est d'une grande hétérogénicité architecturale adoptant une disposition réticulaire micro ou macro kystique solide ou papillaire. Deux aspects tumoraux sont pathognomoniques mais très inconstants : Les corps de shuller-Duval ou structures péri-vasculaires et les globules hyalins.

La tumeur est d'évolution rapide, l'αfoetoproteine est constamment élevée avant l'orchidectomie (voir **figure C**) [15, 18, 20].

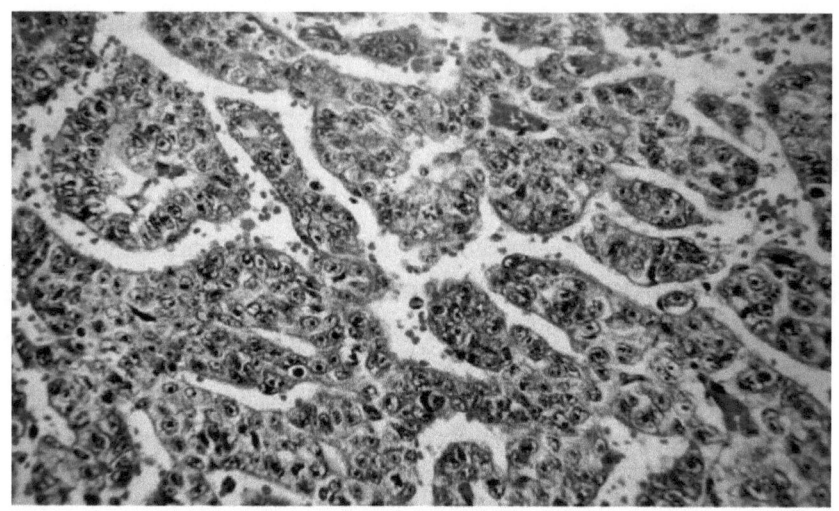

Fig. B
Ca rcinoma embryonal : Papillary type of embryonal carcinoma
Image from Pathology and Genetics of tumor of the Urinary system an d male genetic organs   IARC Press Lyon 2004.

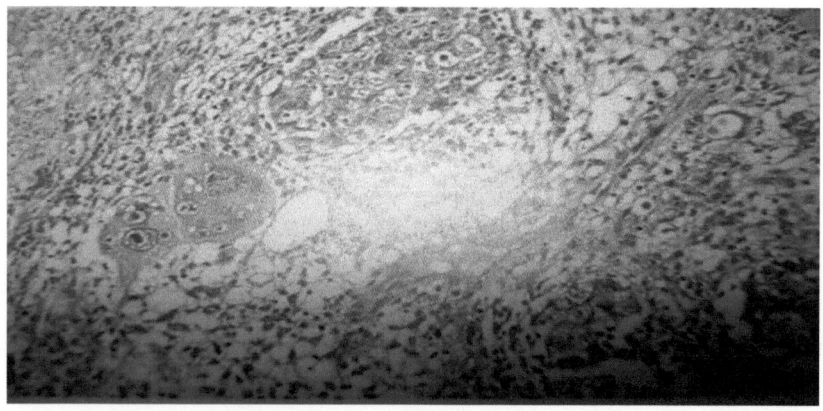

Fig. C

Yolk sac tumor: AFP positive.
Image from Pathology and Genetics of tumor of the Urinary system and male genetic organs. IARC Press Lyon 2004.

-Le choriocarcinome :

Tumeur germinale développée dans le sens extra embryonnaire et constituée de façon constante de cellules cytotrophoblastiques en étroite association avec les cellules syncytiotrophoblastiques ; ces dernières sont les seules à sécréter de la βHCG ; les cytotrophoblastes n'expriment aucun antigène. C'est une tumeur hautement maligne, son diagnostic est souvent fait au stade métastatique.

Rare dans sa forme pure (moins de 1%) plus fréquente en association (15 à 20%), survient entre 20 et 30 ans et se présente sous l'aspect d'une tumeur cliniquement évoluée, parfois symptomatique (hémorragique).

La βHCG est constamment élevée. La dissémination est à la fois hématogène et lymphatique.

Macroscopie : Dans sa forme pure habituelle de petite taille, le choriocarcinome se présente comme une tumeur hémorragique de consistance molle mal limitée.

Microscopie : Le choriocarcinome associe en proportion variable des cellules syncytiotrophoblastiques, cytotrophoblastiques et des cellules trophoblastiques intermédiaires. Les cellules syncytiotrophoblastiques sont multinucléées avec des taches profondément éosinophiliques à cytoplasme amphophile, large, irrégulier et hyperchromatique.

Les cellules cytotrophoblastiques ont un cytoplasme pâle voire clair avec un seul noyau irrégulièrement formé avec un (1) ou deux (2) nucléoles proéminant(s). Les cellules trophoblastiques intermédiaires ont un cytoplasme éosinophile voire clair et un seul nucléole. Les cellules cytotrophoblastes et syncytiotrophoblastes sont étroitement agencées autour de lacunes sanguines mais réalisent inconstamment des structures pseudo-villositaires (voir figure **D**) [6, 10, 21].

- Le Tératome :

Représente 6,2 % des tumeurs du testicule.

Tumeur germinale développée dans le sens somatique et composée de cellules provenant des trois feuillets embryonnaires (ectoderme, endoderme, mésoderme). Le développement de ces dérivés peut être mature, immature ou intermédiaire (mature ou immature). Il est admis actuellement que les tératomes entièrement matures ont une évolution bénigne tandis que la présence de tissu immature implique un potentiel malin.

Les formes pures sont rares (moins de 3%), les formes associées sont fréquentes (30% des tumeurs germinales).

En fonction de l'âge de survenue, on distingue :

* **Les tératomes de l'enfant** en dessous de 5 ans qui sont presque constamment purs, matures, bénins ;

* **Les tératomes survenant de la puberté à l'âge adulte** : sont constamment associés, immatures ou intermédiaires de comportement toujours malin.

Les tératomes matures de l'adulte n'existent pas ou sont exceptionnels. Ils sont constamment associés au séminome ou au carcinome embryonnaire chez l'adulte.

Macroscopie : Il s'agit de tumeur hétérogène, souvent volumineuse avec des zones kystiques à contenu clair ou mucineux et des zones solides avec des plages chondroïdes.

Microscopie : Le tératome est associé en proportion variable à des contingents tissulaires appartenant aux trois feuillets qui se disposent de façon anarchique (ectoderme ; endoderme ; mésoderme) :

* <u>dérivé ectodermique</u> : apparaissant sous forme de kyste à revêtement malpighien kératinisé ou non ou sous forme d'éléments neuroïdes.

* <u>dérivé endodermique</u> : apparaissant sous forme de glandes muco-sécrétantes et de structure ressemblant au tractus respiratoire, gastro-intestinal, ou urinaire.

* <u>dérivé mésodermique</u> : apparaissant sous forme de cartilage, d'os ou de tissus lymphoïdes.

Ces différents constituants présentent des degrés variables de maturité et permettent de décrire [10,20]:

° **Tératomes matures** :
Représentent 33% des tératomes, exclusivement constitués de tissu bien différencié (voir **figure E**).

° **Tératomes immatures** :
Représentent 67% des tératomes constitués de tissu peu différencié (voir **figure F**).

° **Tératomes cancérisés** :
Qui comportent à côté d'un tératome une composante maligne, identique à celle que l'on rencontre classiquement dans d'autres organes ou tissus.
Il n'existe pas de marqueurs sériques spécifiques des tératomes.

Les variantes des tératomes :

Tératome monodermique ou spécialisé :

a- Le kyste dermoïde : Exceptionnel dans le testicule, est un tératome à comportement malin dont le contingent immature n'a pas été détecté. Il doit être différencié du kyste épidermique pur qui est une lésion testiculaire très rare et bénigne exclusivement formée d'un kyste uniloculaire à revêtement malpighien kératinisé sans aucune formation annexielle dans le voisinage.

b- Le carcinoïde : Très rare, est le plus souvent pur parfois associé à d'autres éléments tératomateux d'origine métastatique. L'évolution habituelle est favorable.

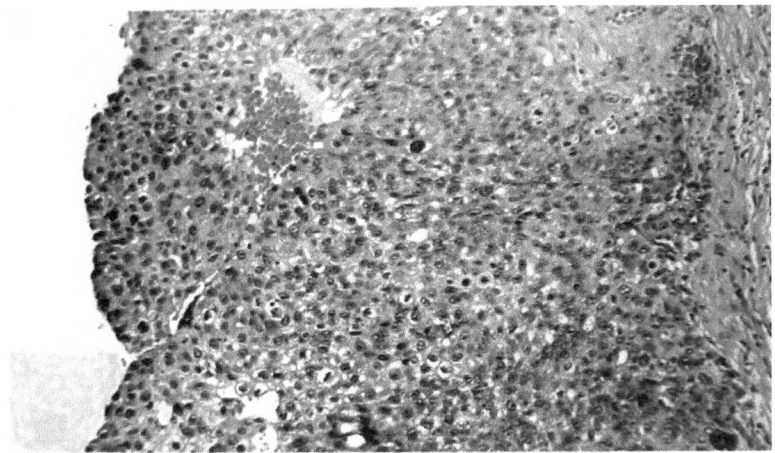

Fig D
Choriocarcinome : choriocarcinoma this monophasic example has only rare multiple
Image from Pathology and Genetics of tumor of the Urinary system and male genetic organs
IARC Press Lyon 2004.

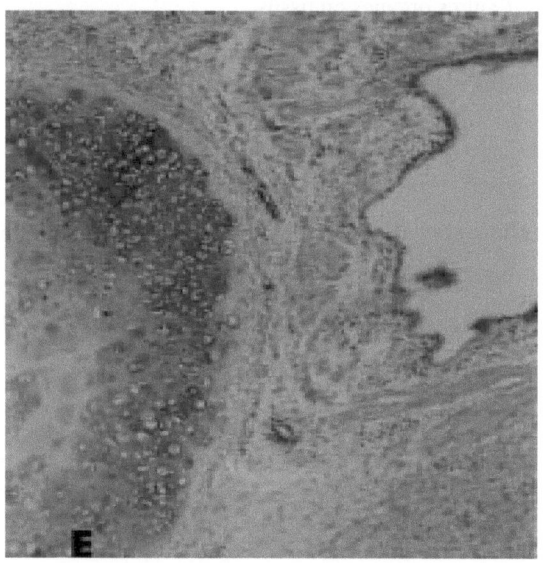

Fig. E

Tératome : composé de tissus de plusieurs feuillets embryonnaires

Tératome différencié : *composé* exclusivement de tissu différencié.

Photo : Institut de Pathologie de Radio-oncologie, Service d'urologie (Hôpital cantonal Lucerne) Suisse.

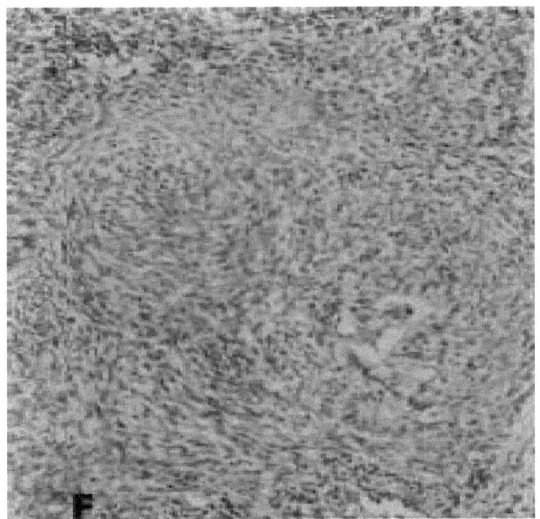

Fig. F

Tératome: composé de tissus de plusieurs feuillets embryonnaires

Tératome indifférencié : composé de tissu non différencié à morphologie variable ou embryonnaire.

Photo : Institut de Pathologie de Radio-oncologie, Service d'urologie Hôpital cantonal Lucerne (Suisse).

- **Le polyembryome** :

Tumeur formée essentiellement de corps embryoïdes rarissime et hautement maligne, jamais retrouvée à l'état pur.

3-TUMEURS GERMINALES A PLUSIEURS COMPOSANTES HISTOLOGIQUES :

Il s'agit de tumeurs germinales différenciant plus d'un type histologique y compris le séminome à l'exception du séminome spermatocytaire. Les formes mixtes représentent actuellement 70 à 80% des tumeurs germinales non séminomateuses [5]. L'association la plus fréquente est faite d'une prépondérance de carcinome embryonnaire et de tératome : c'est le tératocarcinome.

Dans 2/3 des cas la tumeur est extratesticulaire, volumineuse associant des zones kystiques (tératomateuses) et des zones charnues nécrotiques (carcinome embryonnaire). Les marqueurs sériques sont très fréquemment élevés.

Leur extension locale et générale est très largement conditionnée par la proportion de carcinome embryonnaire au sein de l'association, car seul le carcinome embryonnaire et le trophoblaste auraient la capacité de donner des métastases à distance avec possibilité de différenciation tératomateuse ultérieure dans les différents sites métastatiques.

4- LA NEOPLASIE GERMINALE INTRATUBULAIRE (NGIT) :

Il s'agit de la présence de cellules germinales dans les tubes séminifères au voisinage des tumeurs germinales invasives. Les cellules germinales atypiques sont les précurseurs de tumeurs germinales. On parle de carcinome in situ (CIS). C'est SKAKKEBAEK qui en 1972 observant à l'état isolé cette prolifération intra tubulaire dans les testicules d'hommes infertiles lui donnant le nom de « carcinome in situ » CIS et démontra son évolution ultérieure en tumeur germinale invasive. Le terme de carcinome in situ « CIS » est préféré à celui de « séminome in situ » car il ne préjuge pas du type de tumeur invasive qui se développera ultérieurement, donc il est actuellement remplacé par celui de néoplasie germinale intra tubulaire « NGIT ». Elle est retrouvée de façon quasi constante en bordure des tumeurs germinales invasives séminomateuses et non séminomateuses [5]. A l'état isolé elle a été retrouvée dans 0,5 à 1% des biopsies testiculaires d'hommes infertiles ; elle est plus fréquente en cas d'antécédents de cryptorchidie ou d'orchidopexie.

Macroscopie : On n'observe pas de déformation testiculaire.

Microscopie : La néoplasie germinale intra tubulaire est faite de grandes cellules atypiques et claires qui remplacent les spermatogonies souches en se disposant en couches continues le long de la membrane basale des tubes séminifères. Ces cellules ont un noyau volumineux souvent en mitoses.

La NGIT isolée évolue dans 50% des cas dans un délai de 5 ans en tumeur germinale invasive séminomateuse ou non séminomateuse. La surveillance de ces patients porteurs de CIS est fondamentale (intérêt d'autopalpation).

5- AUTRES TYPES DE TUMEURS GERMINALES DU TESTICULE :

- Les « Bun out tumors » ou tumeurs consumées :

Certaines tumeurs testiculaires ont un développement rapide dépassant les possibilités de leur apport vasculaire ; ceci entraîne une involution de la tumeur pour laquelle l'examen histologique ne retrouve que des tissus cicatriciels fibreux sans cellules tumorales. Cet aspect cicatriciel (petites zones échogènes) est retrouvé lors d'échographie sur testicules sans anomalie palpable, réalisée à la recherche d'une lésion pouvant être à l'origine de métastases rétro-péritonéales ou sus claviculaires et évoquant une tumeur germinale [11].

-La Tumeur à cellules de Sertoli :

Tumeur caractérisée par la présence de cellules de grande taille à cytoplasme clair et à noyau irrégulier présentant un certain polymorphisme cytonucléaire et quelques rares mitoses. Ces éléments cellulaires s'organisent en tubes au sein d'un stroma fibro-collagène peu dense [12].

B -LES TUMEURS NON GERMINALES DU TESTICULE

Il s'agit de tumeurs rares. On peut rencontrer :

1- Les tumeurs du stroma gonadique et des cordons sexuels :

Elles sont rares, ne représentent que 4 à 5% de l'ensemble des tumeurs du testicule. Les formes anatomopathologiques les plus fréquemment décrites sont celles composées d'une seule catégorie de cellules : Tumeur à cellules de Leydig, Tumeur à cellules de la granulosa [10,12]. Les formes intriquées avec plusieurs contingents cellulaires sont exceptionnelles.

Les cellules du stroma gonadique et des cordons sexuels dérivent embryologiquement de la crête génitale.

Les tumeurs mixtes issues de ces cellules sont exceptionnelles et peuvent survenir à tout âge avec un pic de fréquence chez l'enfant et l'adulte jeune.

A la différence des tumeurs à cellules de Leydig, l'activité endocrine de ces formes mixtes est peu commune et la tumeur est souvent d'une découverte fortuite. Les formes sécrétantes se manifestent chez l'enfant par un tableau de pseudopuberté précoce, alors que chez l'adulte apparaissent des signes de féminisation à type de gynécomastie. La gynécomastie est liée soit à un excès de production d'oestrogènes dans les cellules tumorales, soit à un défaut de synthèse des androgènes.

Histologiquement, ce petit groupe de tumeur se compose d'éléments cellulaires variés :

* large contingent de cellules tumorales faiblement acidophiles, à noyau central rond ou ovalaire parfois rainuré. Ces cellules forment des lobules compacts avec des corps de **Call** et **Exner** ou constituent des follicules de taille variable, arrondis et dont la lumière est occupée par un matériel mucineux, parfois les cavités folliculaires sont élargies réalisant un aspect kystique : **contingent à cellules de la granulosa [9]**.

* **Contingent à cellules de Leydig** : Il s'agit de cellules polyédriques de taille moyenne à petite, à limite cytoplasmique peu nette et à noyau nucléolé dense légèrement excentré [12].

Ces éléments sont groupés en nappes ou en cordons séparés par un fin réseau vasculaire. Par ailleurs, on ne note pas de foyer de nécrose ni d'invasion vasculaire.

La majorité des tumeurs mixtes des cordons sexuels et du stroma gonadique sont bénignes. Cependant quelques cas sporadiques de forme maligne sont rapportés.

Cette malignité est l'apanage des formes de l'adulte et est difficile à affirmer car les critères histologiques de malignité font souvent défaut.

Mais pour certains auteurs quelques éléments de présomption plaideront pour la malignité : taille de la tumeur > (supérieure) à 5 cm, emboles vasculaires tumoraux sanguins ou lymphatiques, activité mitotique élevée, nécrose tumorale, atypie cytonucléaire, polymorphisme cellulaire, envahissement de l'albuginée, de l'épididyme ou du cordon. En fait le seul témoin fidèle de malignité est l'apparition de métastases (ganglions, poumons, foie, os, reins) ces dernières pouvant survenir tardivement.

2 - Les tumeurs des annexes testiculaires et des tissus de soutien :

* Les tumeurs communes du stroma conjonctivo-vasculaire et du tissu nerveux :
Le **rhabdomyosarcome** constitue l'entité histologique la plus commune. L'analyse microscopique montre une tumeur d'évolution rapide, naissant vraisemblablement de l'albuginée du testicule envahissant les structures avoisinantes. A la coupe, elle apparaît de couleur gris-rosée, de consistance molle, volontiers lobulée. Elle est composée de grandes cellules allongées, inégales, multilobulées, présentant de nombreuses mitoses et parfois des doubles striations **[10]**.

3 - Les tumeurs secondaires du testicule :

Les lymphomes testiculaires (lymphosarcomes, lymphoblastosarcomes, localisation testiculaire de la maladie de Hodgkin) représentent 5% des tumeurs malignes du testicule. Elles se présentent souvent comme des tumeurs primitives, bilatérales dans 20% des cas, et survenant presque toujours au-delà de 50 ans.

Les tumeurs secondaires de nature épithéliale sont exceptionnelles ; les nodules infiltrent le tissu interstitiel en refoulant les tubes séminifères avant de les envahir. Le point de départ est par ordre de fréquence : le poumon, la prostate, le tractus digestif, le testicule controlatéral, la vessie, le pancréas et les reins **[10]**.

- LA CLASSIFICTION DES TUMEURS TESTICULAIRES :

Elle reflète l'étendue de la maladie tumorale et si possible son degré d'agressivité. Il existe trois classifications principales [10] :
- Celle de BODEN, en trois stades I, II, III
- Celle de MAIER et MITTEMEYER qui divise le premier stade en deux sous groupes ;
- Celle de l'UICC (Union Internationale pour la Classification des Cancers) qui utilise le système T.N.M.

En fait aucun système de classification n'est parfait ; nous utiliserons la classification de BODEN modifiée qui a l'avantage d'être partagée par la majorité des auteurs et de permettre un langage commun ; et la classification de l'UICC.

A- LA CLASSIFICATION DE BODEN :

Stade I : tumeur intra testiculaire avec ou sans invasion annexielle,

Stade II : métastases rétro péritonéales sous diaphragmatiques,

Stade IIa : micro métastases,

Stade IIb : métastases inférieures à 5 cm de diamètre,

Stade IIc : métastases supérieures à 5 cm de diamètre,

Stade III : métastases au-delà de l'espace rétro péritonéal.

B- LA CLASSIFICATION DE L'UICC (T.N.M)

T

T0 : absence de Tumeur primitive	Tx : Tumeur primitive ne pouvant être classée en absence d'orchidectomie.
Tis : Tumeur microscopique intra tubulaire (in situ).	T1 : Tumeur limitée au testicule et au rete-testis, pouvant envahir l'albuginée mais pas la vaginale. Pas d'envahissement vasculaire ou lymphatique.
T2 : Tumeur franchissant l'albuginée et envahissant la vaginale ou tumeur avec invasion vasculaire ou lymphatique.	T3 : Tumeur envahissant le cordon spermatique.
T4 : Tumeur envahissant la paroi scrotale.	

N

N0 : Absence de métastases Ganglionnaires.	Nx : Ganglions non évaluables.
N1 : moins de 5 ganglions mesurant au maximum 2cm de diamètre	N2 : ganglion unique de 2à 5cm de diamètre, ou ganglions multiples tous inférieurs ou égaux à 5cm de diamètre.
N3 : ganglions supérieurs à 5cm de diamètre	

M

M0 : absence de métastases,	Mx : métastases non évaluables,
M1 : métastases à distance,	M1a : métastases ganglionnaires non régionales ou pulmonaires,
M1b : autres localisations métastatiques	

VIII - LES SIGNES CLINIQUES

A- TYPE DE DESCRIPTION :

1- TUMEURS GERMINALES DU TESTICULE

a - CIRCONSTANCES DE DECOUVERTE

- Le symptôme dominant le plus fréquent des tumeurs testiculaires est la **tuméfaction indolore du testicule** ; 30 à 40% des patients se plaignent d'une douleur sourde irradiant dans l'aine, le périnée ou le scrotum.

Les douleurs aiguës sont rares dans les tumeurs testiculaires. En présence d'une épididymite ou une orchi-épididymite, un contrôle rapproché est impératif [7].

La masse dure en plein parenchyme représente la forme typique, elle est volontiers insensible ou peu douloureuse.

- **Une grosse bourse** dont le contenu scrotal n'est pas dissociable.
- **Les « bourses aiguës »** associent une douleur à des signes inflammatoires ; elles représentent le diagnostic différentiel le plus courant des tumeurs malignes du testicule.

- **La bourse plate et vide** associée à des douleurs abdominales et à une altération de l'état général ou à une gynécomastie doit faire évoquer la possibilité d'une tumeur du testicule en position ectopique.

- **Les douleurs lombaires** sont retrouvées chez 10% des patients et s'associent volontiers à des douleurs abdominales, anorexie ; elles sont le témoin d'adénopathies rétropéritonéales.

- **La gynécomastie** est retrouvée dans 5à 10% des cas et doit faire rechercher une tumeur testiculaire.

- **La découverte peut être fortuite** à l'occasion d'un bilan de stérilité ou par la palpation simple des organes génitaux externes (toilette, partenaire sexuel).

-**Les métastases pulmonaires** découvertes par la toux, dyspnée ou hémoptysie représentent une circonstance rare, elles sont volontiers le témoin de tumeur ayant un contingent choriocarcinomateux.

b - EXAMEN PHYSIQUE : Il est fondamental.

Cet examen physique commence par :

Inspection : A la recherche d'une tuméfaction scrotale et testiculaire ; à l'appréciation de la peau scrotale.

La palpation : Le patient sera examiné couché puis débout ; on commence par le testicule sain qui sert de point de référence en ce qui concerne la taille, la consistance, la sensibilité.

Il faut comparer les deux testicules par la palpation bimanuelle ; cet examen physique est bilatéral et comparatif. Un testicule plus gros que l'autre avec une surface bosselée et de consistance variable est suspect. On palpe les repères sémiologiques : le déférent, le sillon inter épididymo-testiculaire, le testicule et le ressaut de la vaginale.

b-1- Dans la forme typique : La palpation retrouve une tuméfaction testiculaire dure, irrégulière, déformant le testicule, insensible ou peu douloureuse à la palpation. La tumeur est séparée de l'épididyme par le sillon inter-épididymo-testiculaire (Signe de Chevassu). Il peut s'agir d'une tumeur pesante, volumineuse ou d'un nodule testiculaire dur qui peut évoquer à tort un noyau épididymaire. La tumeur est opaque à la transillumination. Toute lésion testiculaire est considérée comme maligne jusqu'à preuve du contraire.

Le testicule tumoral peut présenter plusieurs aspects :

- <u>Lorsque la tumeur est localisée au testicule</u>, le cordon et les enveloppes scrotales sont normaux. L'épididyme est perçu, courant sur la surface testiculaire (signe de chevassu).

Ainsi toute masse intra testiculaire dure, parfois irrégulière, et modifiant la consistance du testicule doit être considérée comme une tumeur du testicule jusqu'à preuve du contraire.

Cette tumeur doit être palpée doucement de manière à ne pas augmenter les risques de métastases.

- <u>Lorsque la tumeur envahit les annexes testiculaires</u> (épididyme et cordon), la palpation ne perçoit plus qu'une masse testiculaire indistincte des autres structures anatomiques. La bourse est souvent distendue, la peau devient luisante et fine mais les enveloppes restent libres par rapport à la tumeur sauf si une chirurgie scrotale antérieure a été réalisée.

Le plus souvent le reste de l'appareil génital est normal. La palpation abdominale recherche une atteinte retropéritonéale sous forme d'une masse épigastrique ; il faut palper tous les relais ganglionnaires, les glandes mammaires. On termine l'examen clinique par la palpation des creux sus claviculaires, du foie et un toucher rectal (TR).

b-2- LES FORMES CLINIQUES :

- Les formes aiguës :

Elles ne sont pas exceptionnelles et risquent d'être trompeuses pouvant laisser supposer une orchi-épididymite **[13]**.

<u>Le diagnostic sera basé sur certains éléments positifs :</u>

° Perception d'un gros testicule sous une lame d'hydrocèle ;

° L'augmentation de l'ombre testiculaire à la transillumination.

Les éléments négatifs sont :
° Absence d'antécédents génito-urinaires ;
° Voies hautes normales.

- **Les formes topographiques** :
Cancer sur testicule ectopique :
Les signes sont entre autres : la bourse vide associée à une altération de l'état général, des douleurs abdominales et une gynécomastie, parfois des douleurs inguinales ou même des métastases révélatrices.
Devant ces cas, l'exploration testiculaire par voie inguinale doit être proposée en cas de doute diagnostic [13].
- **Les formes compliquées** :
°Forme à évolution locale : elle se voit essentiellement en cas de séminome ou de tératome mature. La tumeur s'étend aux organes de voisinage, envahit la peau du scrotum pouvant réaliser un fungus malin.
°Forme à évolution métastatique : le cancer testiculaire primitif est habituellement de petite taille ; les métastases par contre sont au premier plan qu'il s'agisse de métastases pulmonaires révélatrices ou de métastases lymphatiques rétropéritonéales voire médiastinales ou sus claviculaires.

IX- EXAMENS COMPLEMENTAIRES
A- IMAGERIE :
1-**ECHOGRAPHIE SCROTALE** :
Dans la pathologie scrotale, l'échographie est devenue sans conteste la méthode d'imagerie de référence. Dans le domaine des tumeurs testiculaires elle a un rôle dans les étapes suivantes :
* l'étape initiale cruciale du diagnostic de la tumeur testiculaire ; l'échographie scrotale haute résolution participe avec la clinique et le bilan biologique (marqueurs) au diagnostic de tumeur testiculaire.

* La stratégie diagnostique et thérapeutique.
* la surveillance à moyen et à long terme.

a- Les aspects ultrasonores des tumeurs malignes du testicule :

Ils sont fonction des modes de révélation clinique. Schématiquement on peut considérer qu'il existe cinq cadres cliniques :

- **Grosse bourse indurée d'allure tumorale** : Le rôle de l'échographie est double : Suspecter les deux diagnostics différentiels suivants, rares mais très trompeurs :

 * *La tuberculose épididymo- testiculaire* : On doit l'évoquer devant les nodules hypo-échogènes intra testiculaires plus ou moins confluents généralement peu vascularisés, toujours associés à une atteinte épididymaire généralement de la queue. Et souvent des anomalies de la prostate et des vésicules séminales.

 * *L'orchite granulomateuse* : Dont le diagnostic de certitude est uniquement obtenu à l'étude anatomopathologique compte tenu de son caractère souvent très proche d'une lésion tumorale. [23]

- **Nodule palpable solidaire du testicule** :

L'échographie scrotale est l'examen clé d'imagerie, elle s'articule en deux étapes :

Le diagnostic topographique : Deux possibilités :

L'échographie montre que :

 Le nodule est extra testiculaire et alors en général bénin : granulome ou kyste de l'albuginée, petite tumeur bénigne de type fibrome ou adénome (voir **fig G**).

Le nodule est intra testiculaire et solide alors à priori tumoral.

* **Analyse de l'écho structure du nodule** :

Il s'agit d'un nodule solide intra testiculaire hyper ou hypo vascularisé alors l'hypothèse de principe d'un nodule tumoral malin doit être considérée.

- **La dilatation canalaire du rete testis** :

Caractérisée par de fines structures millimétriques trans-sonores linéaires dans le hile testiculaire, sans aucun signal vasculaire, bilatéralité quasi constante mais plus moins symétrique survenant chez un homme dans la maturité aux antécédents de chirurgie pelvienne. Ce diagnostic échographique est aisé si l'examen échographique est pratiqué avec une sonde de haute fréquence et si cet aspect ultrasonore est connu par échographiste ; cela évitera une exploration chirurgicale inutile.

- **Bourse aiguë atypique** :

Le problème se pose chez un homme jeune présentant une bourse douloureuse aiguë, mais sans les signes cliniques caractéristiques d'une torsion du cordon spermatique ou d'une orchi-épididymite.

C'est le problème du diagnostic différentiel avec une tumeur germinale à révélation aiguë (environ 10% des tumeurs testiculaires).

Le diagnostic échographique est facile : L'échographie objective la visibilité d'une formation expansive solide intra testiculaire hétérogène (nécrose, hémorragie expliquant les douleurs aiguës), le plus souvent unique mais parfois multifocale (plusieurs nodules) plus ou moins vascularisés en fonction du degré de la nécrose.

Devant un tel tableau clinico-échographique, l'hypothèse la plus probable est celle d'une tumeur germinale non séminomateuse (TGNS) qui présente des remaniements nécrotiques ou hémorragiques précoces à la différence d'une tumeur germinale séminomateuse plus homogène et d'augmentation progressive.

- **Recherche d'une tumeur testiculaire non palpable** :

* **Hyperoestrogénie biologique** (signes cliniques possibles) : Impuissance, gynécomastie : L'échographie montre un nodule de petite taille, hypoéchogène : Le plus souvent petite tumeur à cellule de Leydig, mais là encore un nodule de tumeur germinale ne peut être exclu formellement. L'étude bilatérale doit être minutieuse (la bilatéralité des tumeurs à cellule de Leydig est estimée à 10%).

* **Douleurs scrotales unilatérales inexpliquées persistantes** :
Devant de tel cas, il semble licite de réaliser une échographie scrotale qui permet d'éliminer une tumeur testiculaire primitive ou secondaire en particulier lymphomateuse.

***Infertilité primaire** avec antécédent de cryptorchidie opérée et ou azoospermie : Dans cette population, le risque tumoral est significativement plus élevé. L'objectif de l'échographie est de rechercher l'éventuelle présence d'un, voire plusieurs nodules solides hypo-échogènes intratesticulaires vascularisés ou non.

La présence d'une image hypoéchogène intratesticulaire est suspecte de tumeur testiculaire [14].

L'échographie est très utile en cas d'hydrocèle ou d'hématocèle gênant l'examen clinique ; elle confirme le plus souvent les impressions tactiles mais n'évite pas l'exploration chirurgicale.

Le rôle de l'échographie scrotale n'est pas de parvenir au diagnostic anatomopathologique, mais de confirmer la nécessité d'une exploration chirurgicale. L'échographie s'assure de l'intégrité du testicule controlatéral [14].

Les autres examens complémentaires d'imagerie rentrent dans le cadre du bilan d'extension : la radiographie pulmonaire, le scanner thoracoabdominal, et l'urographie intraveineuse (UIV).

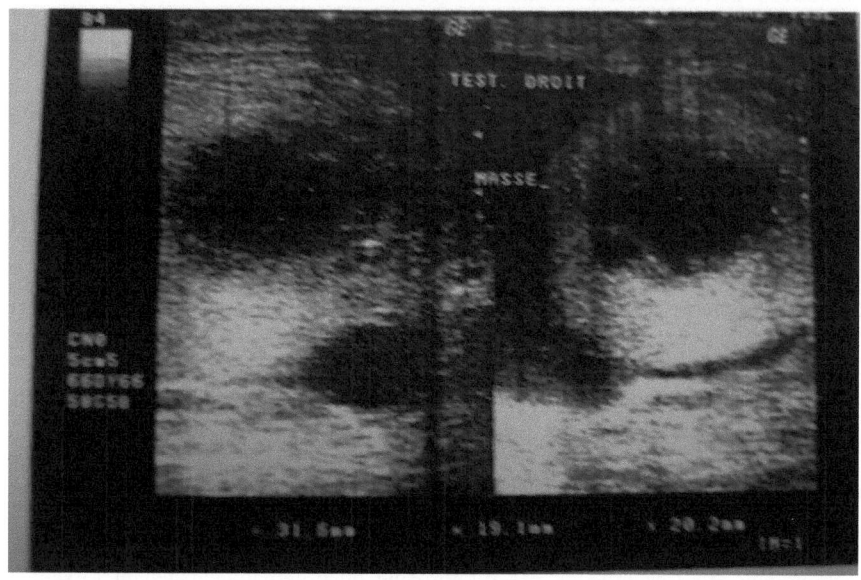

Fig.G

ECHOGRAPHIE TESTICULAIRE : Tumeur intra testiculaire droite avec hydrocèle bilatérale de grande abondance
(SERVICE D'UROLOGIE C.H.U. GT)

B- BILAN BIOLOGIQUE

1- Les marqueurs tumoraux :

Il s'agit de molécules chimiquement définies ou non, synthétisées par le tissu tumoral, produites dans la tumeur et sécrétées dans le sang.

Ces molécules sont différentes selon l'organe d'origine ; relarguées par la tumeur dans un milieu accessible (sérum, urine) ; sa concentration doit refléter la masse tumorale au long de l'évolution ; elle doit être détectable à de très faibles concentrations. Le test ne doit donner ni faux positifs ni faux négatifs. Pour le diagnostic, pronostic, le contrôle du traitement et le suivi, le dosage des marqueurs tumoraux est plus important. Mais malgré leur sensibilité et leur spécificité élevées, ils ne remplacent pas le diagnostic histologique [15].

2- CLASSIFICATION

- Antigènes onco-fœtaux : α fœtoprotéine, A.C.E (Antigène Carcino-Embryonnaire) ;
- Hormones : βHCG ;

Les tumeurs testiculaires sécrètent différents marqueurs, leur élévation dépend du type histologique de la tumeur et de son stade évolutif [15].

2-a- **L'α fœtoproteine** : C'est une glycoprotéine, valeur normale est inférieure à 20ng/ml, elle est produite par les carcinomes embryonnaires, elle est spécifique de la tumeur vitelline ou tumeur du sac vitellin (yolk sac tumor), elle est produite aussi au cours de certaines pathologies bénignes (hépatite virales, cirrhose), et les pathologies malignes (hépathocarcinome).

2-b- **La β HCG** :

C'est une glycoprotéine, composée de deux chaînes : alpha et bêta
* la chaîne alpha est commune aux hormones hypophysaires (LH- FSH ; TSH) ;

* La chaîne bêta est spécifique de l'hormone chorionique gonadotrope (HCG), son taux normal est de 2ng/ml. Elle est produite par les cellules syncytiotrophoblastiques ; elle est spécifique du choriocarcinome.

2-c- **A.C.E** : (**Antigène Carcino-Embryonnaire**) : C'est une glycoprotéine onco-fœtale, arrêt de la synthèse après la naissance mais il existe un certain taux d'A.C.E chez l'adulte.

Marqueur non spécifique mais il est important dans la surveillance ultérieure des patients traités, toute élévation traduisant une reprise évolutive de la maladie, il existe de nombreux faux positifs surtout au cours du tabagisme, alcoolisme avec cirrhose, les pathologies inflammatoires (rectocolite hémorragique, pancréatite, hépatite).

Le dosage des marqueurs tumoraux est fait pour orienter le diagnostic histologique de la tumeur, faciliter le bilan d'extension de la maladie et suivre l'évolution au cours du traitement. La normalité des marqueurs ne signifie pas absence de tumeur, seule l'histologie confirme le diagnostic de certitude.

C- EXAMEN ANATOMOPATHOLOGIQUE :

Reste jusqu'à preuve du contraire le seul examen de confirmation de tumeurs testiculaires bien que le dosage des marqueurs tumoraux et l'échographie scrotale (testiculaire) couplés à l'examen clinique soient des éléments d'orientation diagnostique.

X- DIAGNOSTIC

1- DIAGNOSTIC POSITIF :

Le diagnostic positif de tumeurs testiculaires est toujours évoqué devant une tuméfaction testiculaire dure, irrégulière déformant le testicule, indolore avec **signe** de **CHEVASSU**, opaque à la transillumination avec présence d'une image hypoéchogène intra testiculaire à l'échographie scrotale.

Il est aussi parfois évoqué devant un tableau de bourse vide ou plate associée à une altération de l'état général, une gynécomastie, des douleurs abdominales et ou inguinales.

Cette hypothèse diagnostique sera appuyée par le dosage des marqueurs tumoraux dont leur élévation dépend du type histologique et du stade évolutif de la tumeur. Mais un taux normal de marqueurs tumoraux n'exclut pas le diagnostic de tumeur testiculaire ; la certitude diagnostique sera rapportée par l'histologie.

2- DIAGNOSTIC DIFFERENTIEL

- **Orchite aiguë** : le début est brutal avec douleur scrotale violente, fièvre et frissons accompagnée d'une tuméfaction de la bourse qui apparaît inflammatoire.

- **Orchite chronique** : parfois asymptomatique, la palpation des bourses retrouve un gros testicule irrégulier comportant des zones indurées.

Orchite granulomateuse : débute par une orchite aiguë associée à une atteinte épididymaire moins importante, évolue à bas bruit et aboutit à la lente augmentation du volume d'un testicule.

Tuberculose épididymo-testiculaire : certes tous les opposent.
- antécédents de tuberculose pulmonaire ;
- noyau épididymaire ;
- lésion du cordon, atteinte de la prostate et des vésicules séminales ;
- atteinte rénale à l'UIV ;
- recherche de BK positive.

Gomme syphilitique du testicule :
- notion de contage ;

- la bilatéralité de la lésion ;
- les réactions sérologiques positives.

Hydrocèle vaginale : tuméfaction scrotale et non testiculaire, fluctuante ; le diagnostic est confirmé par l'échographie et la transillumination.

3- <u>**DIAGNOSTIC ETIOLOGIQUE**</u> : Il n'y a pas d'étiologie précise pour les tumeurs du testicule, cependant il existe des facteurs de risques :

* Le facteur de risque le plus important est le testicule non descendu pendant l'enfance (<u>testicule ectopique ou cryptorchide</u>).

* Le deuxième facteur de risque est <u>l'atrophie testiculaire</u> en particulier après les oreillons (orchite ourlienne) ou après un traumatisme. Le traitement du testicule ectopique (abaissement ou orchidopexie) ne protège pas totalement du risque ultérieur de cancer mais facilite la surveillance car le testicule est facilement palpable. Le risque d'avoir un cancer sur le testicule non descendu est 35 fois celui de la population générale ; cependant 6% des cancers testiculaires surviennent avec un antécédent de cryptorchidie.

* <u>Le traumatisme testiculaire</u> est un facteur révélateur et non une cause.

XI- **LE TRAITEMENT**

1- **PREVENTIF** :
Est basé sur le diagnostic et traitement précoce de certaines pathologies telles que : l'atrophie testiculaire ; la cryptorchidie et l'ectopie testiculaire.
2- **CURATIF** :
a- **But** :
> ➢ **Guérir le malade**
> ➢ **Lui faire subir le minimum de morbidité**.

Le traitement des tumeurs testiculaires varie fondamentalement suivant le type histologique de la tumeur.

b- **LES MOYENS** :

Il existe trois armes principales contre les tumeurs testiculaires :
- La chirurgie ;
- La radiothérapie (l'irradiation) ;
- La chimiothérapie (traitement médical)

Les avantages respectifs de chaque méthode et leurs combinaisons dans le traitement des tumeurs du testicule restent un sujet de controverse.

b-1- LE TRAITEMENT CHIRURGICAL

-**Préopératoire :** Le sperme est conservé dans un centre d'étude et de conservation.

- **Orchidectomie par ligature haute du cordon testiculaire :**

Elle représente pour tous les auteurs, la première étape diagnostique et thérapeutique. Elle doit être réalisée par voie inguinale en ligaturant le cordon le plus haut possible au niveau de l'orifice inguinal profond après avoir prévenu le patient de l'ablation de son testicule.

Lorsqu'un doute existe quant à la présence ou à la nature d'une tumeur à l'intérieur de la glande, une orchidectomie exploratrice suivie d'un examen extemporané doit être réalisée en ayant soin de ne pas contaminer le champs opératoire.

L'orchidectomie radicale doit obéir aux règles de la cancérologie : exposition adéquate, contrôle des pédicules, ablation en bloc, si l'on veut éviter les risques de dissémination ou de contamination du champ opératoire et apporter au malade les meilleures chances de guérison [10].

La mise en place d'une prothèse dans le même temps permet de résoudre les problèmes psychologiques inhérents à la castration.

-**Le curage ganglionnaire rétro péritonéal**

C'est à CHEVASSU en 1906 que revient le mérite d'avoir compris l'importance de ce geste. Il permet un double but :

* Celui de la stadification ;
* Celui d'un éventuel contrôle thérapeutique des envahissements ganglionnaires.

Les voies d'abord : Elles sont nombreuses (médiane, latérale, intrapéritonéale et extrapéritonéale). Nous ne discuterons pas des avantages respectifs des différentes voies d'abord, peu importe le goût de chacun, pourvu que les ganglions rétropéritonéaux drainant le testicule tumoral soient convenablement disséqués et enlevés.

Le curage ganglionnaire rétropéritonéal présente un excellent moyen de contrôle de la maladie métastatique rétropéritonéale. Il constitue le procédé de stadification le plus fiable à l'heure actuelle.

-**Postopératoire** : Il consiste à mettre un drain en place pendant un à deux jours, une surveillance du scrotum (hématome) et lorsque la cicatrisation est parfaite, l'ablation du fils est aux environs de 7 jours.

-**A distance** : Mise en place d'une prothèse testiculaire

b-2- La radiothérapie

Elle représente la deuxième arme thérapeutique. Son but est de détruire les ganglions lymphatiques rétropéritonéaux sans détruire les tissus sains de voisinage (intestin, vessie, rein, foie, poumon).

La radiosensibilité des ganglions dépend de leur nature histologique. Elle est excellente pour les séminomes (Béclère 1906), moins favorable pour les tumeurs non séminomateuses.

Les résultats de la radiothérapie :

Pour les stades I et IIa, les résultats sont comparables à ceux de la chirurgie mais dès que les ganglions apparaissent macroscopiquement envahis (supérieur à 2 cm de diamètre), la radiothérapie ne donne plus les mêmes résultats [10].

°**Les inconvénients de la radiothérapie** :

Ils dépendent de la dose. Pour les faibles doses (autour de 3000 rads), les effets secondaires sont négligeables.

Pour les doses plus fortes un certain nombre de complication peuvent se développer : gastro intestinales en particulier.

Les lésions irréversibles de la moelle osseuse restent l'effet secondaire négatif le plus important. L'altération du capital hématopoïétique définitif peut gêner le traitement chimiothérapique éventuellement nécessaire.

b-3- La chimiothérapie : (traitement médical)

La chimiothérapie est une arme nouvelle dans la panoplie thérapeutique. Son efficacité a transformé le pronostic des tumeurs du testicule.

C'est en termes de rémission complète que se définit la notion de réponse chimiothérapeutique. La rémission complète correspond à la disparition de tous les symptômes et signes cliniques et para cliniques de la maladie pendant au moins un mois ou plus [10,20].

Li en 1960 propose la première triple association de valeur contre les métastases des tumeurs du testicule avec un taux de rémission complète de 10 à 20%.

Il n'est pas possible de décrire d'une manière exhaustive le vaste domaine mouvant de la chimiothérapie.

L'apparition du cis platine en association avec d'autres produits a donné naissance à deux protocoles très largement utilisés :

Celui de **GOLBEY** : Vinblastine, ActinomycineD, Bléomycine en perfusion, Cyclophosphamide et Cis platine (VABII à VABVI).

Celui de **EINHORN** : Vinblastine, Bléomycine, Cis platine (PVB).

Résultat des protocoles VAB et PVB :

Ces deux protocoles apportent un taux de régression complète dans 60 à 70% des cas. De plus 10 à 15% des malades bénéficient d'un geste chirurgical complémentaire et peuvent être mis en rémission complète. Il faudra attendre des études à plus long terme pour juger des avantages d'un protocole sur l'autre.

Le taux très élevé de rémission complète des protocoles VAB et PVB qui se situe initialement à un taux de 60 à 70% tombe à un taux de 52% après une période de 18 mois. Ainsi dans l'analyse d'une chimiothérapie, seul compte le taux de rémission complète et la durée de l'intervalle libre entre la rémission complète et la rechute.

Le taux de rémission complète dépend d'un certain nombre de variables :

- Le taux de Cis platine apparaît comme un point important. Des doses faibles (inférieures à 80mg /m2) semblent inefficaces,

- Le nombre de cure de chimiothérapie reste un point de controverse, les auteurs du protocole de PVB précisent que quatre cures de chimiothérapie sont suffisantes et qu'aucune amélioration n'est obtenue par des cures additionnelles,

-Un traitement radiothérapique antérieur diminue les possibilités de la chimiothérapie, et par là même diminue le taux de réponses. Il en est de même des chimiothérapies antécédentes réalisées avec des doses inadéquates.

En somme, en matière de chimiothérapie la loi du tout ou rien parait jouer.

Une chimiothérapie maximale semble requise dès le traitement d'attaque en regard des tumeurs du testicule métastatiques.

Les avantages de la chimiothérapie :

Ils sont évidents si l'on considère que les tumeurs testiculaires métastatiques sont maintenant guéries en grande partie par la chimiothérapie. La place de ce traitement n'est pas discutée dans les stades III ou IIc. Par contre l'utilisation de la chimiothérapie dans les stades I anatomiques (chimiothérapie prophylactique) ou dans les stades II anatomiques (chimiothérapie adjuvante) est l'objet de très nombreuses discussions.

Les inconvénients de la chimiothérapie : Ils proviennent de la toxicité des produits utilisés. La toxicité immédiate est bien connue et peut être contrôlée.

b-4- **Les associations thérapeutiques :**

Aucune méthode n'est à elle seule capable de contrôler toutes les tumeurs du testicule. C'est ainsi que différentes armes thérapeutiques sont associées entre elles en fonction du type histologique et du stade évolutif des tumeurs du testicule.

Association chirurgie- chimiothérapie de principe :

L'association des deux méthodes est de règle pour la quasi-totalité des centres surtout dans les choriocarcinomes.

Cependant ; Certaines équipes restent fidèles à une association chirurgie et chimiothérapie prophylactique systématique avec des agents de faible toxicité. Cette manière permet de faire diminuer le pourcentage des récidives mais n'améliore pas le taux de survie.

D'autres, pour échapper à la morbidité du curage ont mis au point un protocole allégé. Ils proposent un mini curage qui permet de faire le bilan des lésions de l'espace rétropéritonéal par la vue, la palpation et quelques biopsies dirigées. Si tout est négatif, le geste chirurgical est arrêté, et une chimiothérapie prophylactique proposée.

Au surplus la radiothérapie et la chirurgie sont des méthodes au point bien connues dans leurs résultats, leur morbidité proche ou lointaine. Il n'en est pas de même pour la chimiothérapie dont l'appréciation est rendue difficile par l'absence de recul, la variété des protocoles utilisés, et pour qui des progrès quotidiens risquent de rendre caduques demain les vérités d'aujourd'hui.

XII- EVOLUTION- PRONOSTIC
- EVOLUTION LOCALE :
* la tumeur au départ intra testiculaire, s'étend dans le parenchyme voisin par invasion directe ou le long des tubes séminifères.

* Au stade extra testiculaire, l'albuginée est franchie au niveau des zones de faiblesse (ancien site de biopsie, implantation du rete testis), la tumeur gagne l'épididyme, le cordon spermatique.

* L'invasion de la peau scrotale est de pronostic défavorable, favorisée par les interventions précédentes (orchidopexie).

L'évolution locale des tumeurs testiculaires se voit essentiellement en cas de séminome et de tératome mature. La tumeur s'étend aux organes de voisinage, envahit la peau du scrotum pouvant réaliser un **fungus malin**. Les ganglions inguinaux sont alors atteints.

- EVOLUTION GANGLIONNAIRE :
Elle se fait au niveau du retropéritoine.

A gauche, elle se fait en premier lieu dans les ganglions para aortiques gauches sous la veine rénale gauche puis dans l'espace inter-aortico-cave.

A droite, l'extension se fait vers les ganglions rétro-caves et inter-aortico-caves sous l'artère rénale droite.

- EVOLUTION METASTATIQUE :

Les métastases sont parfois révélatrices, concomitantes ou tardives, reproduisant ou non la tumeur principale (en cas de tumeur mixte).

- LE PRONOSTIC

Le pronostic des tumeurs du testicule est fonction du taux des marqueurs tumoraux et de l'atteinte métastasique.

Tumeurs séminomateuses et non séminomateuses

<u>BON</u> : si βHCG < 5000 UI/l ; αfoetoproteine< 1000mg/l, absence de métastases à distance.

<u>Intermédiaire</u> : si βHCG : 5000- 50000 UI/l ; αfoetoproteine : 1000- 10000mg/l avec métastases rétropéritonéales.

<u>Mauvais</u> : si βHCG> 50000UI/l ; αfoetoproteine>10000mg/l avec métastases à distance (viscérales).

XIII- LA SURVEILLANCE DU MALADE APRES TRAITEMENT

1- Un bilan initial est fait à 3 mois après le traitement :

2- La surveillance à long terme :

Elle est indispensable pendant 5 à 10 ans après le traitement, tous les 6 mois pendant 2 ans, puis tous les ans pendant au moins 5 ans. A chaque consultation de surveillance, le patient doit bénéficier d'un examen clinique, un dosage des marqueurs tumoraux, un scanner abdominal et thoracique, et une radiographie pulmonaire. Les rechutes surviennent surtout dans les deux premières années.

Dans le suivi, le dosage régulier de la β HCG et de l'α fœtoproteine est le moyen le plus fiable de dépister une récidive tumorale le plus tôt possible.

Cela est valable également pour les malades chez lesquels ces marqueurs n'étaient pas élevés lors de la pose du diagnostic [13].

XIV- CONCLUSION

La dynamique du savoir impose la plus grande rigueur dans le diagnostic, le bilan d'extension, la surveillance et le traitement des tumeurs du testicule. L'acte chirurgical n'est qu'une étape mais capitale et pouvant rester isolée.

Le problème est de faire suffisamment tôt un traitement adapté, radical sans en faire trop. Une surveillance périodique grâce aux nouvelles méthodes radiologiques (scanner, échographie) ou les marqueurs biologiques, permet au mieux de faire le point. L'efficacité thérapeutique nécessite une étroite collaboration entre les chirurgiens urologues, les anatomopathologistes, les hémato-oncologistes (cancérologues) et les radiothérapeutes [10].

METHODOLOGIE

1-CADRE D'ÉTUDE :

L'étude s'est déroulée dans le service d'urologie du CHU-Gabriel Touré, précédemment rattaché au service de chirurgie générale avec 4 lits d'hospitalisation, le service d'urologie a été érigé au pavillon Bénitieni Fofana en service à part entière avec 12 lits en 1984.

Son personnel est constitué de 2 urologues, 1 technicien supérieur de santé, 4 techniciens de santé, 3 aides soignantes, 2 garçons de salle.

Les activités du service sont entre autres les consultations, les actes chirurgicaux, les endoscopies urinaires.

En plus de la prise en charge des affections urologiques, le service d'urologie contribue à la formation des étudiants des différentes écoles socio-sanitaires publiques (FMPOS, INFSS…) et privées et à la formation continue du personnel sanitaire.

2-TYPE D'ÉTUDE :

L'étude était prospective et portait sur toutes les orchidectomies totales pratiquées suite à la découverte de tumeurs testiculaires.

3-PÉRIODE D'ÉTUDE :

L'étude a duré 12 mois allant de janvier au 31 Décembre 2008.

4-ECHANTILLONNAGE

4-a POPULATION D'ETUDE

L'étude a concerné tous les sujets de sexe masculin.

4-b CRITÈRES D'INCLUSION :

Etait inclu tout patient hospitalisé et opéré pour pathologie testiculaire.

4-c <u>CRITÈRES DE NON INCLUSION :</u> N'était pas inclus tout patient non hospitalisé et non opéré pour pathologie testiculaire.

4-c-<u>RECUEIL DES DONNÉES :</u>

Les données ont été recueillies sur les fiches d'enquête (voir annexe) et à l'aide des dossiers et du registre d'hospitalisation.

5-<u>SAISIE DES DONNÉES :</u>

Les données ont été saisies sur Microsoft Word office 2007.

6- <u>TRAITEMENT DES DONNÉES :</u>

Les données ont été analysées avec le logiciel Epi-info.6-04dfr.

7-<u>LIMITES ET DIFFICULTES</u>

Nous avons été confronté au problème de retard dans les résultats de marqueurs tumoraux pour faute de moyens financiers.

LES RESULTATS

1-<u>LA FREQUENCE</u>

TABLEAU I : Répartition selon les pathologies Tumorales en Urologie

PATHOLOGIES TUMORALES UROLOGIQUES	EFFECTIF	POURCENTAGE
Adénomyome de la prostate	148	86,55
Adénocarcinome de la prostate	11	6,43
Pathologie vésicale	5	2,92
Pathologie Rénale	5	2,92
Pathologie Testiculaire	2	1,17
TOTAL	171	100

La pathologie testiculaire était rare soit 1,17 %

TABLEAU II : Répartition selon les pathologies scrotales

PATHOLOGIES SCROTALES	EFFECTIF	POURCENTAGE
Hydrocèle	3	23,1
Abcès scrotal	1	7,6
Varicocèle	2	15,4
Pathologie Testiculaire	2	15,4
Kyste du cordon spermatique	2	15,4
Gangrène de Fournier	3	23,1
TOTAL	13	100

La pathologie testiculaire était aussi fréquente que la varicocèle et le kyste du cordon spermatique.

2-DONNEES SOCIO-DEMOGRAPHIQUES

TABLEAU III : Répartition des malades selon l'anatomie pathologie et la tranche d'âge

Anatomie Pathologie / Tranche D'âge	Orchite congestive non spécifique		Nécrose ischémique testiculaire		Burn out tumor du testicule		Carcinome vitelin testiculaire	
	Effectif	%	Effectif	%	Effectif	%	Effectif	%
20 à 40 ans	3	30	1	10	-	-	-	-
41 à 60 ans	2	20	2	20	1	10	-	-
> à 61 ans	-	-	-	-	-	-	1	10

La tranche d'âge 20 à40 ans a été la plus touchée par l'orchite congestive non spécifique avec 30% des cas.

3-**LES ASPECTS CLINIQUES**

TABLEAU VII : Répartition des malades selon l'anatomie pathologie et le motif de consultation

Anatomie Pathologie Motif de consultation	Orchite congestive non spécifique		Nécrose ischémique testiculaire		Burn out tumor du testicule		Carcinome vitelin testiculaire	
	Effectif	%	Effectif	%	Effectif	%	Effectif	%
Douleur testiculaire	6	60	1	10	-	-	1	10
Sensation de boul sur le testicule	-	-	-	-	1	10	1	10

La douleur testiculaire a retrouvé une orchite congestive non spécifique chez 60% des patients.

TABLEAU VIII : Répartition des malades selon l'anatomie pathologie et les signes associés

Anatomie Pathologie Signes Associés	Orchite congestive non spécifique		Nécrose ischémique testiculaire		Burn out tumor du testicule		Carcinome vitelin testiculaire	
	Effectif	%	Effectif	%	Effectif	%	Effectif	%
Tumefaction testiculaire	3	30	1	10	1	10	1	10
Pesanteur testiculaire	2	20	-	-	1	10	1	10

La tuméfaction testiculaire a retrouvé une orchite congestive non spécifique chez 30% des patients.

TABLEAU IX : Répartition selon le côté atteint

CÔTÉ ATTEINT	EFFECTIF	POURCENTAGE

DROIT	3	30
GAUCHE	7	70
TOTAL	10	100

Le gauche était le coté le plus atteint soit 70%

4- LES EXAMENS PARACLINIQUES

<u>TABLEAU XI</u> : Répartition des malades selon les examens complémentaires

EXAMENS COMPLÉMENTAIRES	EFFECTIF	POURTCENTAGE
Echographie Scrotale	10	100
Marqueurs Tumoraux	9	90

Tous nos patients ont bénéficié d'une échographie scrotale.

<u>TABLEAU XII</u> : Répartition selon le taux de marqueurs tumoraux

TAUX – MARQUEURS TUMORAUX	ELEVE	BAS	NORMAL	NON FAIT	EFFECTIF
β HCG	1	0	6	3	10
Afoetoproteine	0	0	7	3	10
A.C.E (Antigène CarcinoEmbryonnaire)	0	0	5	5	10

<u>TABLEAU XIII</u> : Répartition des malades selon les marqueurs tumoraux et le type histologique

MARQUER S TUMORAUX	BETA HCG	ALPHA FOETOPROTEINE	A.C.E

TYPES HISTOLOGIQUES	RESULTATS		
CARCINOME VITELIN TESTICULAIRE	Normal	Normal	Normal
BURN OUT TUMOR DU TESTICULE	Normal	Normal	Normal

TABLEAU XIV : Répartition des malades selon le résultat de l'échographie scrotale

RESULTAT DE L'ECHOGRAPHIE SCROTALE	EFFECTIF	POURCENTAGE
Tumeur adénoïde para testiculaire	2	20
Kyste épididymaire	3	30
Ectopie testiculaire	1	10
Orchiepididymite	4	40
Total	10	100

L'orchiepididymite a été la plus fréquente soit 40%.

TABLEAU XV : Répartition des malades selon le résultat de l'echodoppler scrotale

RESULTAT DE L'ECHODOPPLER SCROTALE	EFFECTIF	POURCENTAGE
Normal	8	80

Absence de vascularisation gauche	2	20
Total	**10**	**100**

La vascularisation était pathologique dans 2 cas soit 20%.

TABLEAU XVI : **Répartition des malades selon les résultats d'anatomopathologie**

RESULTATS D'ANATOMOPATHOLOGIE	EFFECTIF	POURCENTAGE
Orchite congestive non spécifique	**5**	**50**
Nécrose ischémique testiculaire	3	30
Burn out tumor du testicule	1	10
Carcinome vitélin testiculaire	1	10
TOTAL	**10**	**100**

L'orchite congestive non spécifique a été la plus fréquente soit 50%.

TABLEAU XVII : **Répartition des tumeurs du testicule selon le type Histologique**

TUMEURS TESTICULAIRES TYPE HISTOLOGIQUE	TUMEURS GERMINALES	TUMEURS NON GERMINALES	EFFECTIF	POURCENTAGE
CARCINOME VITELINE TESTICULAIRE	N°3548-INRSP	0	1	50

BURN OUT TUMOR DU TESTICULE	0	N1507-INRSP	1	50
TOTAL	**1**	**1**	**2**	**100**

5-LE TRAITEMENT

Répartition selon le mode de traitement
TABLEAU XVI

Tous nos malades ont subi un traitement chirurgical (orchidectomie) soit 100%, aucun d'entre eux n'a bénéficié d'un traitement adjuvant genre chimiothérapie.

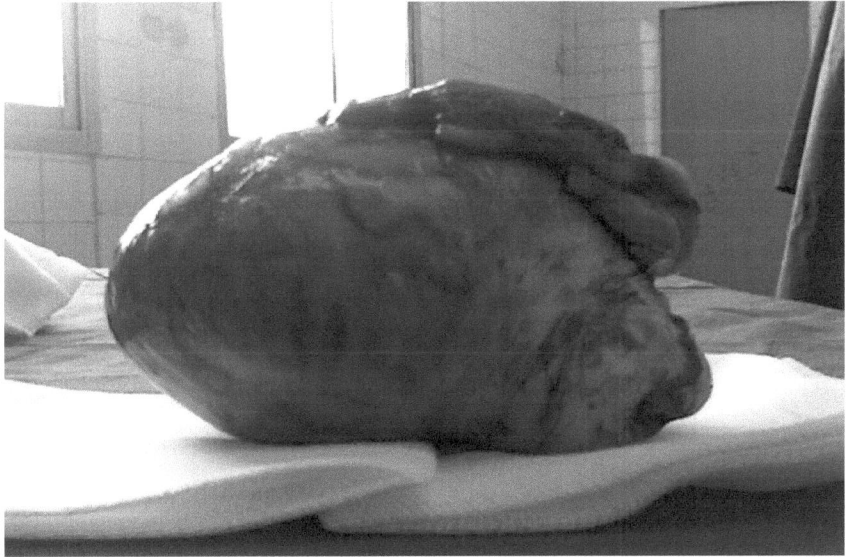

Image d'une pièce d'orchidectomie réalisée au service d'urologie CHU-GT.

Répartition des malades selon la survie après traitement
TABLEAU XVII

Tous nos malades ont été vus en consultation pour contrôle post-opératoire, ils ne présentaient aucun signe particulier.

NOS OBSERVATIONS

Observation N°1

Mr S. Ouattara, 58 ans, sénoufo, cultivateur résident à Sikasso, venu en consultation au service d'urologie du CHU-GT le 02/06/08 pour une tuméfaction testiculaire gauche évoluant depuis 8 mois, traitée traditionnellement sans succès. Il est sans antécédent particulier.

Examen physique :

Bon état général ; la palpation retrouve une tuméfaction testiculaire gauche, dure indolore à contours irréguliers, sans autres signes associés.

Conduite à tenir (CAT) :
- Echographie testiculaire : Aspect échographique en faveur d'une tumeur intra testiculaire gauche avec hydrocèle bilatérale de grande abondance.
- Marqueurs tumoraux : β HCG, αfoetoprotéine, ACE : normaux.

Traitement :
Orchidectomie gauche, pièce opératoire envoyée pour examen anatomopathologique.
Suites opératoires simples.

Histologie : 03/07 / 2008   N°1507 INRSP
Fragments de tissu testiculaire présentant des tubes séminifères en spermatogenèse. Ailleurs on observe une fibrose avec des tubes régressifs. En périphérie la vaginale est très épaissie.

Conclusion : Aspect histologique évoquant un « burn out tumor » du testicule.
Suivi : malade perdu de vu pour contrôle post-opératoire.

Observation N°2

Mr T. Keita 64 ans, Malinké, fonctionnaire résident à Sébénicoro venu consulter le 04/12/08 au service d'urologie du CHU-GT pour tuméfaction testiculaire gauche évoluant depuis 15 jours traitée par automédication sans succès.

Dans ses antécédents chirurgicaux, on note une prothèse de la jambe droite.

Examen physique :
Bon état général, la palpation retrouve une tuméfaction testiculaire gauche, dure, indolore à contours réguliers sans autres signes associés.

Conduite à tenir (C A T):

- Echographie testiculaire : Aspect échographique en faveur d'une orchi-épididymite gauche avec hydrocèle réactionnelle de grande abondance
- Marqueurs tumoraux :   βHCG : 0,2mUI/ml, αfoetoprotiene : 2,1ng/ml
A.C.E : 1,8ng/ml

Traitement : orchidectomie gauche par voie inguinale, pièce opératoire envoyée à l'examen anatomopathologique.

Suites opératoires simples.

Histologie : 18/12/2008 N°3548 INRSP

Fragment testiculaire sur lequel on note un processus tumoral fait de massifs de papilles de cellules arrondies ou ovalaires avec atypie cytonucléaire et le stroma est fibro grêle nécrotique et inflammatoire.

Conclusion : Aspect histologique compatible avec un carcinome vitélin testiculaire.

Suivi : malade vu pour contrôle post-opératoire 3 mois après, état satisfaisant.

COMMENTAIRES ET DISCUSSION

1- LA FREQUENCE

Au cours de notre étude prospective, et portait sur toutes les orchidectomies totales pratiquées suite à la découverte de la pathologie testiculaire.

L'étude s'est étalée sur une période de 1an allant de Janvier au 31 Décembre 2008.

Sur 10 pièces d'orchidectomies, l'examen d'anatomie pathologie a confirmé 2 (deux) cas de tumeurs testiculaires soit 20% des cas contre 50% d'orchite congestive non spécifique et 20% de nécrose ischémique testiculaire.

Cette fréquence élevée s'explique par la recherche systématique de pathologie testiculaire notamment la tumeur testiculaire par les Médecins urologues.

Ce résultat est différent à celui de Goita.A qui a colligé sur 8 pièces d'orchidectomie pour découvrir 8 cas de pathologie testiculaire spécifiquement tumorale au cours d'une étude rétrospective et transversale de janvier 1997 à décembre 2006. [3]
Dans notre série, la pathologie testiculaire a occupé le cinquième (5ième) rang des pathologies tumorales urologiques après l'adénomyome de la prostate, l'adénocarcinome de la prostate, les pathologies vésicales et les pathologies rénales.
La pathologie testiculaire a représenté 1,17% des tumeurs urologiques dans notre série contre 3,50% rencontrées dans la littérature. [4]
Cette pathologie testiculaire était aussi fréquente que la varicocèle et le kyste du cordon spermatique soit 15,4% des pathologies scrotales.

Nos résultats sont différents de ceux de SOW.M et Coll. et de J S.Valla et Coll. qui ont trouvé respectivement 41 cas de pathologies testiculaires en 2005 au cours d'une étude rétrospective sur une période de 17 ans allant de 1987-2004 soit une fréquence de 1,72% des pathologies urologiques au Cameroun et 13 cas de pathologies testiculaires chez les enfants en 1999 au cours d'une étude rétrospective sur une période de 15 ans allant de 1984-1999 en France.[16, 22]
Cette différence peut s'expliquer par la limitation de notre période d'étude ou par des difficultés diagnostiques.
Nos résultats se rapprochent de ceux de H. Hachi et Coll. et de S. Sahraoui et Coll. qui ont trouvé respectivement un (1) cas de pathologie testiculaire de type séminome spermatocytaire en 1996 et un (1) cas de choriocarcinome pur du testicule en 1997 au Maroc. [17, 21]

2- DONNÉES SOCIO-DÉMOGRAPHIQUES

Notre étude a concerné tous les sujets sans limite d'âge ; La tranche d'âge la plus touchée a été de 20 à 40 ans soit une fréquence de 80%.

Les patients âgés de 50 ans et 70 ans présentaient une tumeur testiculaire ; Les âges extrêmes ont été de 20 ans et de 70 ans.

Nos résultats montrent la prédominance des orchites congestives non spécifiques et une rareté des tumeurs du testicule chez l'adulte jeune et la personne âgée.

Nos résultats sont proches avec ceux de Goita. A où la tranche d'âge la plus touchée a été de 21 à 40 ans et ne concordent pas avec ceux de SOW. M et Coll. où la tranche d'âge la plus touchée a été de 32 à 40 ans de la pathologie testiculaire. [3,16]

3-LES ASPECTS CLINIQUES

Motif de consultation

Dans notre série, la douleur testiculaire a retrouvé une orchite congestive non spécifique chez 60% des patients.

Nos résultats ne concordent pas avec ceux de J.S Valla et coll., SOW. M et Coll.et Goita. A où la tuméfaction testiculaire a retrouvé chez 66,67%, 78,04% et 87,50% des patients. [3, 16, 22]

Côté atteint : Le côté gauche a été le plus atteint dans notre série avec 70% des cas, nos résultats sont comparables à ceux de J S. Valla et Coll. et Goita.A où l'atteinte gauche a prédominé. [3, 22]

Facteurs de risque : nous avons retrouvé comme facteurs de risque : Les infections urinaires ascendantes, une ectopie testiculaire ou une atrophie testiculaire pouvant expliquer la survenue de la pathologie testiculaire chez nos patients.

Les facteurs diététiques tels que la cola, le tabac, le thé et le café ont été retrouvés comme facteur de risque. [3]

4- ASPECTS PARACLINIQUES

Marqueurs tumoraux :

Les marqueurs tumoraux ont été dosés chez tous nos malades à savoir la β HCG, l'αfoetoproteine et l'A.C.E (Antigène Carcino-Embryonnaire).

- **La βHCG** dosée était dans les normes chez six(6) de nos patients et élevée chez un (1) de nos patients. Ces résultats sont concordants avec l'histologie qui a retrouvé un carcinome vitélin testiculaire chez un patient.

-**L'αfoetoproteine** : dosée était normale chez sept (7) de nos patients. Dans notre série, l'histologie a retrouvé un cas particulier de tumeur germinale appelé le « Burn out tumor ».

Nos résultats sont proches de ceux de J S.Valla et Coll., H. Hachi et Coll. et Goita.A où les marqueurs tumoraux étaient normaux. [3, 21, 22]

- **A.C.E** (Antigène Carcino-Embryonnaire) a été dosé chez cinq (5) de nos patients et était dans les normes.

Dans notre série, les marqueurs tumoraux ont été d'une part des éléments d'orientation diagnostique et d'autre part des points d'attention de réserve en matière de diagnostic de tumeur du testicule ; c'est-à-dire que la négativité d'un ou des marqueurs tumoraux ne signifie pas l'absence de tumeur. Seule l'histologie reste la référence.

Imagerie médicale

Tous nos patients ont bénéficié d'une échographie scrotale, c'est un examen non invasif, sensible, facile à réaliser mais puisque c'est un examen opérateur dépendant, sa spécificité reste à déterminer dans notre environnement en matière de diagnostic de tumeur du testicule. Dans notre série, elle a été dans près que 100% des cas sensible mais sa spécificité n'a pas dépassé les 25% car elle n'a pu être spécifique que dans trois (3) cas sur dix (10).

L'échographie Doppler scrotale, réalisée chez tous nos patients 20% avaient une vascularisation pathologique dans 2 cas; Le scanner thoraco-abdominal n'a été réalisé chez aucun de nos patients.

Histologie

Dans notre série d'étude, l'histologie a été la clé de diagnostic, elle a été spécifique dans 100% des cas. Les cas d'inflammation testiculaire et de tumeurs du testicule diagnostiqués sont repartis comme suite :

-Cinq (5) cas des orchites congestives non spécifiques soit une fréquence de 50%.

-Un(1) cas de Burn out tumor du testicule, de Carcinome vitelin testiculaire soit une fréquence de 10%.

-Trois cas de nécrose ischémique testiculaire soit une fréquence de 30%.

Nos résultats ont montré la prédominance des inflammations et ne concordent pas avec ceux de la littérature.

5- **LES ASPECTS THERAPEUTIQUES**

Le traitement principal dans notre étude a été la chirurgie (orchidectomie), aucun de nos patients n'a bénéficié d'un traitement adjuvant genre chimiothérapie ou radiothérapie (le Mali ne dispose pas de radiothérapie à l'heure actuelle). Cela est dû au fait que la plupart de nos patients ont consulté tôt.

6- **SUIVI APRES TRAITEMENT**

Deux (2) mois après le traitement chirurgical, tous nos patients ont été vus pour contrôle post-opératoire et ne présentaient aucun signe particulier.

A partir du troisième mois après le traitement chirurgical un (1) de nos patients a été vu pour contrôle le suivi est favorable.

Conclusion

La pathologie testiculaire est une pathologie fréquente en urologie, elle est plus fréquente chez l'adulte jeune entre 20 ans et 40 ans, rares avant 15 ans et après 50ans.
Elle doit être suspectée chez les patients présentant une masse intra scrotale.
Le diagnostic positif repose sur l'orchidectomie par voie haute ; le traitement doit être assuré après l'examen histologique testiculaire ou ganglionnaire par une équipe multidisciplinaire comprenant chirurgiens urologues, radiothérapeutes et chimiothérapeutes.
Le pronostic est excellent dans la majorité des cas.
Une surveillance à long terme de la toxicité des drogues est nécessaire chez les patients traités par chimiothérapie.
La pathologie testiculaire diagnostiquée tôt et traitée tôt donne de bon résultat.

RECOMMANDATIONS

AUX AUTORITES SANITAIRES
- L'Amélioration des conditions de travail du personnel du service d'anatomopathologie en mettant à leur disposition du matériel suffisant et performant pour l'analyse rapide des pièces opératoires.
- De revoir le coût d'accébilité des marqueurs tumoraux.
- L'octroi de bourse aux jeunes médecins pour la spécialisation en chirurgie urologique et en anatomopathologie.
- L'extension des campagnes de dépistage des cancers dans tous les services de chirurgie et en particulier en urologie.
- La création d'un service de radiothérapie.
- La création d'un centre d'étude et de conservation de sperme.

AU PERSONNEL SOIGNANT
- Orienter tout malade présentant une tuméfaction testiculaire et ou scrotale ou autre anomalie testiculaire vers le service spécialisé.
- Faire bénéficier si possible tout patient présentant une anomalie testiculaire et ou scrotale quelconque une échographie scrotale et au moindre doute du dosage des marqueurs tumoraux.

A LA POPULATION
- Consulter un médecin le plus tôt possible devant tout cas de tuméfaction testiculaire et ou autre anomalie testiculaire si minime soit- elle.
- Procéder à l'autopalpation douce des bourses parfois pour la détection précoce d'une anomalie testiculaire.

BIBLIOGRAPHIE

1- Dr L. Guillou 2000-2001

Pathologie testiculaire, pathologie spéciale 4ᵉ année, 1-5p, éd.2000-2001

2-S. Jlidi, A. Echaieb, S. Ghorbel, R. Khemakhem, S. Ben khalifa, B.Chaouachi, Hopital Enfants, Tunis, Tunisie

Tumeurs du testicule, progrès en urologie, éd. 2004, p532-533

3- A Goita

Prise en charge épidémio-clinique des tumeurs du testicule dans le service d'urologie du CHU PG.07-M-208

4-A. Houlgatte et collaborateurs

Tumeurs du testicule, progrès en urologie (2002), 12, no5,

5- P. Perrin N. Berger E.M.C (Paris),

Tumeurs germinales du testicule de l'homme adulte.
Néphro-urologie, 18650A, 11p édition 1992

6-John N.Eble, Guido Sauter, Jonathan I. Epstein ET Isabell A. Sesterhenn
Tumours of Urinary System and Male Genital Organs
World Health Organisation of Tumours
Pathology and Genetics Lyon 2004 P217-277.

7- Michel. A

Tumeurs testiculaires ; édition 1995 p12-14.

8-J.P. Bailleul; B. Mauroy E.M.C (Encyclopédie Médico-chirurgicale)-Paris,
Anatomie du testicule, voies spermatiques et des bourses.
Néphro-urologie Tome IV 18600A, 14p édition 1991

9-J.P. RAYMOND E.M.C
Physiologie et exploration fonctionnelle du testicule.
Néphro-urologie 18603A. 12, édition 1988.

10-M. LE Guillou, P. Perrin E.M.C (Paris),

Tumeurs du testicule.

Reins - organes génitaux urinaires, 18650A, 7- 1982, édition 1982

11-J. Hubert ; J.L. Descotes ; B. Martin.
Imagerie et tumeurs germinales du testicule,
Urologie par ses images Chp VI P969-984.

12-K. EL Khader et collaborateurs
Tumeur mixte à cellules de Leydig, de Sertoli et de la granulosa
Progrès en urologie (2001) 11, 82- 85.

13- Pr. Thierry. Flam
Cancer du testicule   (www. uropage.com).

14- BRIGITTE MARTIN
Place de l'échographie scrotale dans le diagnostic des tumeurs du testicule.
Progrès en urologie (2003) 13, 1249,1254.

15-Pr. Kerbrat
Que faire des marqueurs tumoraux, édition 2002

16- SOW. M, NKEGOUM.B, ESSAME OYONO J.L
Aspects épidémiologiques et histopathologiques des tumeurs urogénitales au Cameroun.
Progrès en urologie (2006) 16, 36-39

17-S. Sahraoui, A. Tahri Joueti Hassani, F. Ouhtatou, A. Acharki, A. Benider, A. Kahlain. Centre d'oncologie Ibn Rochd, CHU Avérroes Casablanca, Maroc.
Choriocarcinome pur du testicule : à propos d'un cas avec revue de la littérature.
Annal Urologie 2001 ; 35 ; 125-8

18- Thierry .Flam; Delphine Amsellem; Emmanuel Husson
Cancer du testicule (Mémento urologie) 249-263.

19-Touré Aboubacar

Prise en charge des grosses bourses dans le service d'urologie de l'hôpital du Point-G. 06-M-169.

20-Hubert Schefera
 Tumeurs testiculaires ; (Forum Méd. Suisse 2003).

21-H. Hachi et collaborateurs

Le séminome spermatocytaire à propos d'un cas et revue de la littérature.
Médecine du Maghreb 1996 N°60.

22-Jean Stéphane Valla et collaborateurs.
Tumeurs bénignes du testis chez l'enfant ; annal urologie 1999, 33 N°5 333-341.

23-B. Martin   Hôpital Saint-Antoine-Paris
Imagerie des bourses (www.imagemed.org)

24- P. Kamina
Anatomie des organes génitaux internes.
Tome IV chp13   P194. 2° édition 2005

FICHE   D'ENQUETE

N°   DATE
I- IDENTITE DU MALADE
NOM :   PRENOM :
AGE :   SEXE :   ETHNIE :
PROFESSION :   RESIDENCE :
SITUATION MATRIMONIALE : 1 = oui   2 = non
    ☐   ☐

MARIE :   CELIBATAIRE :   NOMBRE DEFEMME :
                    ☐

LETTRE :
II- HABITUDES ALIMENTAIRES   1 = oui   2 = non
    ☐   ☐   ☐

Tabac ☐   Alcool ☐   Stupéfiants (drogues) ☐

Cola   Thé   Café
Autres à préciser……………………………………………………………..

III- MOTIF DE CONSULTATION   1 = oui   2 = non
☐

Tuméfaction testiculaire et ou scrotale
☐

Douleur testiculaire
☐

Pesanteur scrotale
☐

Sensation de boule sur le testicule

IV- ANTECEDENTS   1 = oui   2 = non
1- FAMILIAUX
☐   ☐   ☐

HTA   Diabète   Drépanocytose
☐

Antécédents cancérologiques : Père :   Type………………………………..
☐

Mère :   Type………………………………. .
Autres à préciser………………………………………………………………

2- PERSONNELS   1 = oui   2 = non
☐

a- CHIRURGICAUX
☐   ☐   ☐

☐

Orchidectomie   unilatérale   droite   gauche
☐   ☐   ☐

Pulpectomie   unilatérale   droite   gauche
☐

☐

Bilatérale

Evidement prostatique
☐   ☐   ☐   ☐

Kystectomie testiculaire   unilatérale   droite   gauche
☐

Bilatérale

Autres à préciser……………………………………………………………..

b- UROLOGIQUES
☐
☐

Bilharziose
Orchite à répétition
☐

Epididymite
☐

Tuberculose urinaire
Autres à préciser..
☐   ☐

c- **MEDICAUX**
☐

HTA   Diabète   Drépanocytose
Hémopathie à préciser...
Autres à préciser...

d- **AUTRES ANTECEDENTS PERSONNELS A PRECISER**
....
....
....
....

V- **EXAMEN CLINIQUE** 1 = oui 2 = non
☐   ☐   ☐

Etat général :   Pâleur :   amaigrissement :   asthénie :
☐

Anorexie :   Poids :   TA :   Pouls :   Température :

☐   ☐

1- **SIGNES FONCTIONNELS** 1=oui 2= non
☐   ☐

a- Douleur testiculaire :   unilatérale :   droite   gauche
☐

Bilatérale :
☐

b- Pesanteur testiculaire :
☐

c- Fièvre :
d- Autres à préciser..
2- **SIGNES PHYSIQUES** 1 = oui 2 = non
☐   ☐   ☐   ☐

☐

a- <u>Tuméfaction testiculaire</u> unilatérale : ☐ droite : ☐ gauche : ☐
Bilatérale : ☐

b- <u>Douleur testiculaire</u> : unilatérale : ☐ droite ☐ gauche : ☐
Bilatérale : ☐

c- <u>Volume du testicule</u> : ☐

Gros : ☐ Moyen : ☐ Petit : ☐

d- <u>Aspect des bourses</u>..

☐

e- <u>Consistance des testicules</u> : ☐ ☐ ☐

Ferme : ☐ Dure : ☐ Souple : ☐ Molle : ☐

f- <u>Adhérence des testicules</u> : ☐

g- <u>Mobilité des testicules</u> : ☐

3- <u>DEBUT DE LA SYMPTOMATOLOGIE</u> 1 = oui 2 = non

Progressif : ☐

Rapidement progressif :

4- <u>EVOLUTION</u> 1 = oui 2 = non
☐ ☐ ☐ ☐ ☐

Lente : Jour Semaine Mois Année
☐ ☐ ☐ ☐ ☐

Rapide : Jour Semaine Mois Année

5- <u>DECOUVERTE</u>
☐
☐

Fortuite
Au cours d'un bilan de santé
Autres à préciser...

VI- <u>BILAN PARACLINIQUE</u> 1 = oui 2 = non
☐

1- <u>IMAGERIE MEDICALE</u>
a- <u>Echographie testiculaire</u>
Résultats :...
....

b- Echographie Doppler du cordon spermatique
Résultats :..
....

☐

c- Scanner testiculaire
Résultats :..
....

2- MARQUEURS TUMORAUX   1 = oui   2 = non

☐   ☐   ☐   ☐   ☐

Taux de bêta HCG :   normal   élevé   bas
                                                  ☐   ☐   ☐

Taux d'alphafoetoprotéine :   normal   élevé   bas
                                                  ☐   ☐   ☐

Taux d'antigène carcinoembryonnaire (A.C.E) :   normal   élevé   bas

☐

3- BIOPSIE TESTICULAIRE :
Résultats :..
....

VII- TRAITEMENT DEJA REÇU   1 = oui   2 = non

☐   ☐

1- Traditionnel
2- Conventionnel (Médical)

☐

Chimiothérapie_   Molécules :..
Autres à préciser..

3- Durée et suite du traitement
Durée :..
Suite :..

VIII- DIAGNOSTIC PRE-OPERATOIRE   1 = oui   2 = non

☐

Tumeur testiculaire

☐

Kyste du testicule

☐

Kyste de l'épididyme

☐

Hydrocèle

Thèse présentée et soutenue par Seydou A TRAORE

Autres à préciser..

IX- CONDUITE THERAPEUTIQUE ENVISAGEE   1 = oui   2 = non
☐

Tumorectomie
☐

Orchidectomie
☐

Kystectomie
☐

Chimiothérapie

X- DIAGNOSTIC PER-OPERATOIRE
....

XI- STADIFICATION SELON (TNM)   1 = oui   2 = non
☐

Stade (1) T1   ....
☐

Stade (2) T2   ....
☐

Stade (3) T3   ....
☐

Stade (4) T4   ....

XII- SIEGE DE LA TUMEUR SUR LE TESTICULE
....
....

XIII- PROTOCOLE DE TRAITEMENT
....
....

XIV- ANATOMOPATHOLOGIE (HISTOLOGIE)   1 = oui   2 = non
☐

Tumeur bénigne   Type :..
☐

Tumeur maligne   Type :..
Autres à préciser..

XV- SUITES OPERATOIRES
....
....

FICHE SIGNALETIQUE

NOM : TRAORE

PRENOM : SEYDOU AMADOU

SEXE : MASCULIN

TEL : (00223) 66871916

E-MAIL : straore78@yahoo.fr

PAYS D'ORIGINE : MALI

VILLE DE SOUTENANCE : BAMAKO

TITRE : ETUDE DE LA PATHOLOGIE TESTICULAIRE DANS LE SERVICE D'UROLOGIE DU CHU-GABRIEL TOURE.

Thèse présentée et soutenue par Seydou A TRAORE

LIEU DE DEPOT : Bibliothèque de la Faculté de Médecine de Pharmacie et d'Odonto-Stomatologie (FMPOS) Bamako - MALI.

SECTEUR D'INTERET : Urologie

RESUME :

Nous avons mené une étude prospective et portait sur toutes les orchidectomies totales pratiquées suite à la découverte de tumeurs testiculaires de Janvier au 31 Décembre 2008 sur la pathologie testiculaire dans le service d'urologie du CHU GT.

Au cours de cette étude nous avons colligé deux (2) cas de tumeurs testiculaires dont 50% de tumeurs germinales, 50% de tumeurs non germinales.

La douleur testiculaire a été le principal motif de consultation (symptôme dominant), le côté gauche a été le plus atteint.

Tous nos malades ont subi une orchidectomie par voie inguinale ; aucun de nos malades n'a bénéficié d'un traitement adjuvant genre chimiothérapie ou de radiothérapie.

Mots clés : pathologie ; testicule ; tumeurs germinales ; tumeurs non germinales ; orchidectomie.

SERMENT D'HIPPOCRATE

En présence des **Maîtres** de cette faculté, de mes chers **condisciples**, devant **l'effigie d'Hippocrate**, je **promets** et je **jure**, au nom de **l'Etre suprême**, d'être **fidèle** aux **lois** de l'honneur et de la probité dans l'exercice de la médecine.

Je donnerai mes soins gratuits à l'indigent et **n'exigerai jamais** un salaire au dessus de mon travail, **je ne participerai** à aucun partage clandestin d'honoraires.

Admis à l'intérieur des maisons, mes yeux ne verront pas ce qui s'y passe, ma langue taira les secrets qui me seront confiés et mon état ne servira pas à corrompre les mœurs, ni à favoriser le crime.

Je ne permettrai pas que des considérations de religion, de nation, de race, de parti ou de classe sociale viennent s'interposer entre mon devoir et mon patient.

Je garderai le respect absolu de la vie humaine dès la conception.
Même sous la menace, je n'admettrai pas de faire usage de mes connaissances médicales contre les lois de l'humanité.

Respectueux et reconnaissant envers mes maîtres, je rendrai à leurs enfants l'instruction que j'ai reçue de leurs pères.

Que les hommes m'accordent leur estime si je suis fidèle à mes promesses.
Que je sois couvert d'opprobre et méprisé de mes confrères si j'y manque

JE LE JURE !

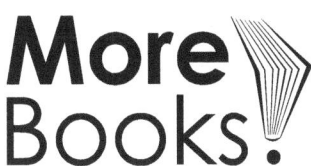 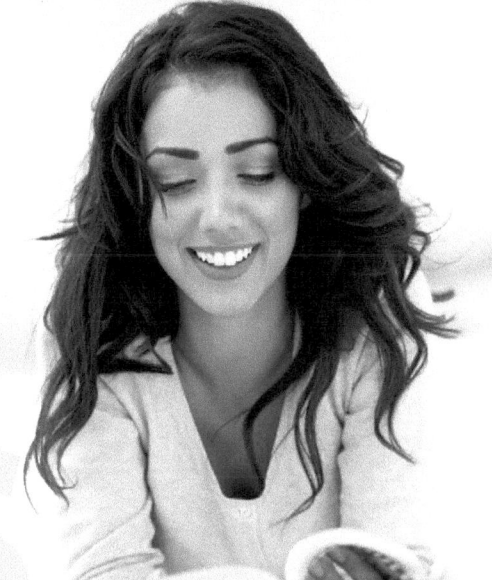

Oui, je veux morebooks!

i want morebooks!

Buy your books fast and straightforward online - at one of world's fastest growing online book stores! Environmentally sound due to Print-on-Demand technologies.

Buy your books online at
www.get-morebooks.com

Achetez vos livres en ligne, vite et bien, sur l'une des librairies en ligne les plus performantes au monde!
En protégeant nos ressources et notre environnement grâce à l'impression à la demande.

La librairie en ligne pour acheter plus vite
www.morebooks.fr

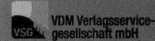 VDM Verlagsservicegesellschaft mbH
Heinrich-Böcking-Str. 6-8   Telefon: +49 681 3720 174   info@vdm-vsg.de
D - 66121 Saarbrücken   Telefax: +49 681 3720 1749   www.vdm-vsg.de

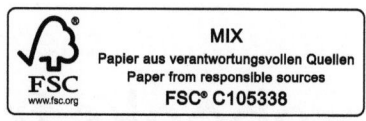

Printed by Books on Demand GmbH, Norderstedt / Germany